中国医学人文评论
2013

名誉主编　韩启德
主　　编　张大庆
执行主编　郭莉萍

北京大学医学出版社

ZHONGGUO YIXUE RENWEN PINGLUN 2013

图书在版编目（CIP）数据

中国医学人文评论. 2013/张大庆主编. —北京：北京大学医学出版社，2013.10

ISBN 978-7-5659-0668-8

Ⅰ. ①中… Ⅱ. ①张… Ⅲ. ①医学-人文科学-文集 Ⅳ. ①R-05

中国版本图书馆CIP数据核字（2013）第240835号

中国医学人文评论（2013）

主　　编：张大庆
出版发行：北京大学医学出版社（电话：010-82802230）
地　　址：（100191）北京市海淀区学院路38号　北京大学医学部院内
网　　址：http://www.pumpress.com.cn
E - mail：booksale@bjmu.edu.cn
印　　刷：北京佳信达欣艺术印刷有限公司
经　　销：新华书店
责任编辑：刘　燕　　责任校对：金彤文　　责任印制：张京生
开　　本：889mm×1194mm　1/16　印张：7.75　插页：2　字数：207千字
版　　次：2013年10月第1版　2013年10月第1次印刷
书　　号：ISBN 978-7-5659-0668-8
定　　价：19.00元

版权所有，违者必究
（凡属质量问题请与本社发行部联系退换）

本书由北京大学医学科学出版基金资助出版

主编絮语

本辑《中国医学人文评论》的主题之一是"文学与医学"（literature and medicine），"文学与医学"作为一个舶来品，起源于20世纪60—70年代美国的"医学人文运动"。这一"运动"的核心是关注医学的本质和"最基本的人类价值问题"[1]。19世纪末期开始，科学医学的发展日新月异，给人类社会带来了治愈疾病的希望，但同时也带来了挑战人类价值和人的尊严的伦理问题，更毋庸提及第二次世界大战中日本和德国那些令人发指的医学暴行。医学人文运动是对科学医学"极端权力"[2]的反思和反动，呼吁医学要关注其实践的主体，即人，而非疾病。以佩利格里诺（Edward D. Pellegrino）等为代表的医学人文运动的先锋们呼吁，要从新一代的医生即医学生起培养人文精神，作为人文学科重要内容的文学就这样进入了美国医学院的课程体系。1972年，美国宾夕法尼亚州立大学医学院（Pennsylvania State University College of Medicine at Hershey）医学人文系聘任文学学者琼安·卓特曼·班克斯（Joanne Trautmann Banks）[3]为医学院全职教授这一事件，被广泛认为是"文学与医学"这一"学科"[4]的肇始。我将其后四十多年的发展划分为四个阶段：1972—1981年以Trautmann任职为标志的初创时期、1982—1991年以《文学与医学》杂志的创刊为标志的学科专业化时期、1992—2000年以主要医学杂志［如美国医学会杂志（the Journal of the American Medical Association、JAMA）、柳叶刀（Lancet）等］大量刊登文学与医学相关内容为标志的认同与繁荣时期，以及2001到目前以丽塔·卡伦（Rita Charon）创造"叙事医学"为标志的转型时期。

但需要指明的是，虽然叙事医学的风头日劲，但传统的文学与医学研究主题并没有消亡。举例来说，出版于1980年的《医学与文学》（Literature and Medicine）[5]一书（非1982年创刊的《文学与医学》杂志）中的23篇研究论文凸显了文学与医学当时的研究主题：疾病形象（疾病的隐喻）、文学与精神病学（文学作品中的疯癫）、医生作家，以及文学作品中的医生形象。2009年7月我曾在北美地区最重要的科学技术史、医学史和医学哲学方面的博士论文数据库、匹兹堡大学（the University of Pittsburgh）健康相关学科图书馆系统（Health Science Library System，HSLS）检索医学人文方面的博士论文，在"文学/戏剧与医学"目录下，共查到566篇论文，其研究的内容可以分为：文学作品中与医学相关主题的研究（如残疾、性、癌症、安乐死等）、疾病的隐喻以及给接受治疗者和家人带来的耻辱（疯癫、歇斯底里症、抑郁症、艾滋病、同性恋等）、医生/护士的形象、对一些文学作品的心理学解读，以及探究文学作品中关于某一时期公共卫生状况的记录等。由此可见，在新一代的学者（年轻的博士们）当中，仍有不少人在用传统的文学批评的方式来解读文学作品中的医学主题（这也是他们的教育背景使然），本辑刊登的文章也很好地阐述了这一点，虽然有的作者并没有把自己归为"文学与医学"学者之列。

我希望文章能够勾勒出四十年来文学与医学研究内容的变迁，但如上所言，这一变迁并非意味着后来的主题淹没了先前的主题——即使在极大关注病患口头叙事的今天，虚构的文学文本中所表达的各种经典主题对学者们仍独具魅力。

德国学者彭吉蒂（Birgit Linder）和意大利学者李莎（Patrizia Liberati）都关注了中国文学、影视作品中的疯癫/疯狂，同时为我们勾画了疯癫的历史和现状，读来令人深省。不知两位是否自认是"汉学家"，但文中表现出来对中国文学、医学文献和影视作品的熟悉程度都令人景仰。

两位的研究再次展现了学者们对"疯癫"这一经典主题的关注。

当然，我们不能忘记，文学在四十年前得以进入美国医学院的课程体系，源于人文学者、文学家们反复论证文学之于医学教育的意义。时至今日，在世界其他地区，学者们虽偶仍要如此论证，但更多则是交流如何运用文学以及影视作品培养医学生的同理心、道德感以及职业精神。台湾阳明大学的范佩贞医师、北京大学的李菡教授和日本龟田医疗大学的足立智孝博士分别以医生、文学教授和伦理学家的身份讲述了各自课堂使用文学及影视作品的教学实践，进行了一场跨越时空的"文学与医学"课程教学对话。足立智孝博士提出的在非西方文化环境中运用西方教育资源的问题值得我们警醒。

本辑最令人惊喜的是两篇学生的作品，这同时也是北京大学医学部两门选修课——"文学与医学导论"和"医学美学"的成果。庄昱把"变形"当做一个隐喻，解读了患者、家人和社会在疾病面前的行为和心理，很好地运用了读者反应理论，并为医学人文反思提供了借鉴。侯跃隆通过仔细观察华托绘画风格的改变，运用所学医学知识，并结合对罗可可风格的理解和画家生活的考察，得出身患肺结核是华托画风改变的主要因素的结论。事实上，用参观画展、观察画作并结合画家讲解（甚至鼓励学生自己进行绘画创作）培养医学生的观察能力以及同理心是西方医学院校中近年来兴起并广受医学生欢迎的医学人文类选修课。这也给我们的医学人文教育提供了新思路。

医学美学（medical aesthetics）是本辑的第二个主题。如果将1988年由邱琳枝、彭庆星主编的首部《医学美学》[6]视作我国医学美学形成的标志，那么相较于医学人文学科群中的其他门类，医学美学是年轻的一门学科。

"医学美学"这一概念及其作为学科名称，被学界接受和重视，起始于学者大力倡导在医学教育中增强审美教育的想法。1986年4月"华东地区医学院校德育教学协作会议"在福州召开，会上有学者提出，医学教育教学应该将德育和美育结合起来，这是学界最早明确提出医学教育在强调"真与善"知识与素质培养的同时，也要重视"美"的教育。

经过二十多年的发展，医学美学在当代中国美容医学整体学科的创立和发展中似乎更"得心应手"，促进了美容医学各门类的繁荣，而在其他医学领域中地位与作用却有些"力不从心"，原因当然是多方面的。然而无论如何，现代医学语境下的健康观念已经转变为人体是一个系统，即是由多种因素相互依赖、相互制约、相互作用构成的有机系统这一更加全面、更加完整的科学认知。建立在此基础上的医学，必然从生理、心理及社会相结合的角度给予健康、人体以全面关注。为了达到这一"健康"目的，与此紧密联系的要素均应该成为医学研究的对象。人体的美丑、道德的善恶、社会适应能力的强弱既是健康问题，也是美学问题，全面而科学地理解健康概念更能促进"健"与"美"的结合，或者说用健美加以表达对医学会更加有意义。本辑刊登的四篇文章则从医学美学的历史发展、整合、系统审美等方面全面介绍了以上内容。

李晏锋和王一方的文章为我们带来了不同领域的新知识。前者介绍了数字人文研究这一人文研究的新趋势；研究对象的数字化、研究方式的协作化、研究成果的整合化、研究人才的复合化这新"四化"将是我们未来人文研究要努力的方向。后者借着对四本作品的推荐，突出了"陪伴者即是疗愈者"的概念，安宁护士和志工们的陪伴是晚期病人感受生命、与死亡讲和的中介。

"域外传真"的两篇文章带来了清新的异域学术和文化之风。张瑞玲详细介绍了伦敦国王学院人文与健康中心及其医学人文硕士专业的课程设置和学术训练方法，为国内人文专业硕士学位的培养提供了可以借鉴的"他山之石"。郎朗为我们展示了哥伦比亚大学开放的学术氛围、开放的校园环境，以及开放的美国总统图书馆和开放的纽约，使我们心向往之。

文学和美学都为我们提供了精神的愉悦，特别希望忙碌的医生们能够看到这辑《中国医学人文评论》，哪怕是在"the last half hour of the day"！愿文学和美学能够成为中国医生和其他卫生从业人员的精神食粮，促使他们反思自己的实践、理解疾病对病人的意义，从而能主动关心病人，重建和谐的医患关系，重新找到自己的职业满足感。

本期执行主编：郭莉萍

2013年7月

注释与参考文献

[1] Pellegrino ED. Humanism and the physician. Tennessee: University of Tennessee Press, 1979, 4.
[2] Lyotard JF. The postmodern condition: A report on knowledge. Trans. Bennington, G. & Massumi, B. Minneapolis: University of Minnesota Press, 1984.
[3] Joanne Trautmann 1983年与医学人文的先驱人物之一 Samuel A. Banks 结婚，跟从夫姓，更名为 Joanne Trautmann Banks。
[4] 关于"文学与医学"的定位，见本刊文章《那些花儿：文学与医学研究内容的变迁》。
[5] Peschel ER. Medicine and literature. New York: Neale Watson Academic Publications, Inc. 1980.
[6] 邱琳枝，彭庆星，主编. 医学美学. 天津：天津科学技术出版社，1988.

目次

历史映像
那些花儿：文学与医学研究内容的变迁 / 郭莉萍 ·················· 1

癫狂与文学
创伤与真实：中国文学中的疯癫形象 / 彭吉蒂 ·················· 12
"疯狂"的影像解读
　　——当代中国电影中的精神失常因素 / 李莎 ·················· 23

文学、影视与医学人文教育
绽开一朵人文的浪花
　　——医学与文学的汇流 / 范佩贞 ·················· 36
影视欣赏与人文情怀
　　——西方文化与影视欣赏课介绍 / 李菡 ·················· 43
《心灵病房》与日本医生
　　——在非西方文化环境中运用西方教育资源的案例研究 / 足立智孝 ·················· 51

文学、艺术及其医学解读 ·················· 61
《变形记》的医学情境解读 / 庄昱 ·················· 61
欢乐背后的忧郁
　　——肺结核对华托绘画风格的影响 / 侯跃隆 ·················· 65

医学美学
医学人文学：医学美学的发端与归属 / 韩英红　彭庆星 ·················· 73
医学整合的典范　学科建设的成果
　　——将"美容医学学科"纳入《学科分类与代码》的建议
　　　　　　　　　　　　／张其亮　高景恒　夏兆骥　等 ·················· 78
系统论美学思想对医学美学的启发 / 包柏成 ·················· 84
对形式美感性因素体系的探讨 / 李凯军　刘寨花　章培军　李加善 ·················· 90

新动态
国外数字人文研究的启示 / 李晏锋 ·················· 96

好书推荐
　　临终时节：救治者变身陪伴者／王一方 …………………………………………………… 101

域外传真 ……………………………………………………………………………………… 105
　　伦敦国王学院人文与健康中心访学纪行／张瑞玲 …………………………………… 105
　　开放的哥伦比亚大学，开放的美国／郎　朗 ………………………………………… 109

•历史映像•

那些花儿：文学与医学研究内容的变迁

郭莉萍

文学进入美国医学院的课程体系始于20世纪60—70年代的医学人文运动，结果是产生了"文学与医学"这一"学科"[1]，其标志是1972年宾夕法尼亚州立大学医学院医学人文系设立全职的文学教授教席，研究弗吉尼亚·伍尔芙（Virginia Woolf）的学者琼安·卓特曼·班克斯（Joanne Trautmann Banks）成为美国第一位在医学院任教的文学教授。2001年哥伦比亚大学长老会医院的丽塔·卡伦（Rita Charon）创造了"叙事医学"（narrative medicine）一词，标志着文学与医学向叙事医学的转化。[2]关注人类情感、反映人类价值的文学进入了医学这个"白色巨塔"，通过培养想象力、教会倾听、关注细节、见证苦难，力图软化技术医学坚硬的外壳，唤回医生心底的柔软。那么在"文学与医学"从诞生到转向的四十年间都做了什么？其研究内容又包括哪些呢？经过对"文学与医学"发展史的梳理，发现以下几个方面是其核心的研究所在。

一、为什么是"文学与医学"？——文学与医学教育

文学是除艺术史之外最晚加入医学人文科群并以其独特视角审视医学的学科，但在所有的人文社会学科中，只有文学与医学被并列起来，成为专有名词"Literature and Medicine"。为使世人接受这一"结合"的合法性，文学与医学学者们在本领域建立之初的首要任务就是论述这两个学科之间的相似性及天然纽带，以及为什么医学需要文学，这类论述的主要园地是创刊于1982年的《文学与医学》（Literature and Medicine）杂志，但也散见于各种医学期刊。值得指出的是，在我国，试图把文学与医学联姻的学者也遵循着同样的路径，他们的出发点也是寻找二者在本质上的相同性以及在文化中的互补性。但遗憾的是，到目前为止，这样的文章还未被国内的医学期刊所接受。

文学与医学联姻合法性的最有力论点是文学对医学"有用"，这也是文学得以进入医学院已经十分"拥挤"的课程设置的前提。班克斯宣称，一个好医生最基本的特点是能够容忍模糊性，能够在数据不完整或者有多种解释的情况下作出最恰当的结论，而这些正是文学的训练可以提供的。阅读文学作品可以提升医学生的同情心和共情能力；文学不仅能改变医学生的思想，还能改变他们的行为。当然，文学最原始的功能是对医学生更有现实作用——使他们能更好地欣赏生命、容忍生活。[3]

哈佛大学医学院精神病学家罗伯特·科尔斯（Robert Coles）是最早倡导用文学进行伦理教学的人文教育者之一。他认为，医学院文学课主要是为医学生提供伦理反思的机会，而不是为学生进行"文化抛光"或让他们欣赏故事。关于"伟大的医生和伟大的医学"的文学作品创造了一个个探索伦理选择的机会，使学生可以明白伦理选择不仅仅是治疗的问题（做还是不做），也不

郭莉萍，北京大学医学人文研究院

仅仅是插头的问题（拔还是不拔），而是我们每天都在做的一个个关于生命的决定，这些决定最终会决定我们或病人的命运。[4]

卓特曼和科尔斯的主张和教学实践分别代表了当时在医学教育中讲授文学的两种不同路径，即"审美路径"和"伦理学路径"。前者认为"教会学生深入地阅读，就是在医学上培养他们"；这种方法关注复杂文本的文学分析，旨在培养医学生的共情能力，以及对医学这门"艺术"的了解。后者则更关注文本的内容，其焦点是文学作品中反映的道德困惑和决策，对文学风格的分析从属于对人物和行为的关注。

到了20世纪90年代中后期，医学技术进一步发展，医学采用的科学性语言、科学世界观和思维方式合谋把疾病而非病人置于医疗实践的中心地位，人本身的价值被贬低，医患交流被削弱——这已经成为美国人文学界对医学的经典批评，这一观点在医学界亦有越来越多的支持者。美国医学教育界已经充分意识到文学对医学教育的重要性。截至1998年，已经有74.4%（93/125）的医学院校开设了文学课，其中在39.2%的医学院文学是必修课。缅因州人文理事会（The Maine Humanities Council）于1997年发起了一个持续至今、影响广泛的项目，名为"文学与医学：位于卫生保健中心的人文"（Literature and Medicine：Humanities at the Heart of Health Care®），期盼人文可以回归到卫生保健的中心。他们为这一回归选择的工具就是文学，因为"文学创造了一个个鲜活的世界，提供了多种时间、地域和文化关于疾病、死亡、人际关系的生动图景，从而有助于读者感受疾病、死亡、提高共情能力和沟通能力。"这个由医生、护士、社会工作者、医院管理者、医学图书管理员、医院行政人员等参加的文学与医学读书会非常有影响，截至2013年4月，该项目已经辐射到全美25个州以及阿根廷。[5] 项目的初期评估由第三方——阿卡迪亚研究所（Acadia Institute）实施，该机构报告显示，参与者认为这个文学与医学阅读项目具有以下效果：

1. 有助于医务人员理解病人及其家属对疾病的感受，以及病人与医务人员交流中的社会和文化因素。

2. 使医务人员更敏感地意识到交流中可能产生的问题，有助于他们认识到对病人和同事的话语进行分析的必要性。

3. 增加了医务人员识别和处理与其他健康相关领域工作人员、同事、病人、病人家属等不同人群的各种不同的价值和观点的能力。

4. 促使医务人员审视自己在医疗保健中的角色、他们的具体工作以及这些工作如何影响他们个人。[6]

二、疾病的隐喻

疾病、痛苦和死亡的主题伴随着人类的出现而出现，是文学作品里具有震撼力的常见主题，多被用来赋予象征意义。人类附加于某些疾病的意义远远超过了疾病的本名，成为对病人的文化特质和道德的判断。疾病的隐喻古已有之，尤其是鼠疫、麻风、梅毒、天花、肺结核等诸多传染病，在历史上都曾有过超越疾病本身的价值负载。例如，14世纪的鼠疫几乎毁灭了欧洲三分之一的人口，史称"黑死病"，被认为是上帝对道德腐化者的惩戒；梅毒被认为是对欧洲殖民者征服新大陆的报复，鉴于其传播方式的特殊性，各国都以假想名来称呼它，以保全自己国家的名誉：意大利人说这是法国病，法国人认为是那不勒斯病，荷兰说是西班牙疮，西班牙抱怨是波兰疮；梅毒不但指向一种堕落的生活方式，也成为一种政治病。苏珊·桑塔格（Susan Sontag）在

《艾滋病及其隐喻》一书中指出，与性活动相关的传染病自动地把"受到惩罚"的病人与"普通公众"区别开来，艾滋病就是这样一种承受了严厉的道德批评而被社会高度道德化的疾病。[7]肺结核被认为是一种"激情病"，是被文学家浪漫化得最彻底的一种疾病。在文学作品中，肺结核病人总是优雅高贵、才华横溢，这一点在东西方文学作品中都有淋漓尽致的体现。

桑塔格在《作为隐喻的疾病》一书中解析了长期以来社会文化赋予某些疾病的特殊意义及其对病人的道德判断，剖析了出于恐惧的疾病隐喻和对疾病进行道德判断的可怕后果，并指出这些隐喻的危险性：它把社会对病人的孤立合理化，疾病是对个人不道德行为的惩罚这些观点很可能会阻碍病人为其疾病寻找医疗帮助；她呼吁还疾病以其本来的面目，使病人免受歧视之苦。桑塔格的观点在社会上、学术界和医学界引起强烈反响。文学与医学教学当中也应特别注意引导医学生识别疾病的隐喻，向医学生强调需要警惕，不能把患某种疾病的人等同于某种人格。作为医务人员要避免对病人进行道德判断，从而歧视他们，避免使病人在身体的痛苦之上再遭受精神的痛苦，甚至逃避医疗机构的专业照护，转而寻求"不适当的医疗"。

三、医生的形象

文学与医学持续关注的主题之一是文学作品中医生的形象，很多文学作品中都有对医生形象的着力描绘，有关医生的文学作品也是医学生阅读较多的作品。不过，早期文学作品中医生的形象多为负面——乔叟《坎特博雷故事集》(The Canterbury Tales)里的贪婪医生借瘟疫发财；莫里哀戏剧《无病呻吟》(The Invalid)里的庸医为明知是疑病症的病人开大剂量的药物骗钱；吉尔曼《黄色墙纸》(The Yellow Wallpaper)中的医生［影射"休息疗法"的发明人米契尔(S. W. Mitchell)］控制欲强烈，是典型的父权式医生形象；托尔斯泰的名篇《伊凡·伊里奇之死》(The Death of Ivan Ilyich)中的医生医术差，对病人的痛苦麻木不仁；萧伯纳《医生的窘境》(The Doctor's Dilemma)则刻画了一系列追名逐利、爱发号施令、贪婪、愚蠢、耍两面派的医生。直到19世纪末随着科学性医学的出现，医生的形象才得以缓慢改变。20世纪以来，日益发展的医学知识和技术赋予了医生前所未有的治病能力，使他们成了真正能战胜疾病的英雄。在弗莱克斯纳(Flexner)报告(1910)促使美国的医学教育质量大幅提高、从业医生人数大幅度下降后，医生成为令人景仰的职业。辛克莱·刘易斯(Sinclair Lewis)笔下的人物马丁·艾罗史密斯(Martin Arrowsmith)是美国最著名的虚构医生，曾经激励了很多年轻人走上医学之路。

在美国的语境中，"医生"一般指正统西医中的医疗从业者，往往是白人男性，是医学辉格史的代言人。理想中的医生是疾病和死亡的斗士、经验丰富的身体修理工、充满同情心的宽慰者——是集骑士、魔术师和慈父于一身的角色。20世纪70年代第二波女性主义批判浪潮兴起后，历史学家开始追溯研究美国女性医生的出现和发展，文学学者和评论家也开始关注1860—1920年间文学作品中的女医生形象，因为这一阶段正是女性进入美国正统医学界的开端。1847年，伊丽莎白·布莱克威尔(Elizabeth Blackwell)在被11所医学院拒绝后终于被纽约日内瓦医学院（现在的雪城大学医学院，Syracuse University）录取，成为美国第一个完成正规医学教育的女性。到了1941年，美国已经拥有了7500名女性医生（但同时代男性医生的数量是20万）。[8]

相比起女性医生来，黑人等少数民族医生的数量更是少而又少。在弗莱克斯纳报告之前，美国有7所专门招收黑人的医学院，之后就只有两所幸存下来。黑人医学生也在实习和住院医师培训等方面受到了排挤，因此黑人中医生的比例非常低。到1930年，在密西西比州这样种族隔离严重的南方诸州中，每14 634人中才有1名医生，而早在1910年，在马萨诸塞州这样富裕的北方州每721人中就有1名医生。[9]1960—1970年的黑人民权运动和妇女解放运动使这种现象得到了一定程度的纠正，少数文学作品中也出现了女性和黑人医生/医学生的正面形象，如小说《昏迷》(*Coma*，1977) 和《上帝之殿》(*The House of God*，1978)。

随着医生形象研究的深入和扩展，文学学者们开始挖掘文学作品中的非主流"医者"(healer) 形象，而不仅仅局限于传统的"医生"(physician) 形象。人们开始意识到，除了传统的受过正规医学院教育的白人男性医生外，还有众多的"医者"能对我们的身体和头脑施加影响。因此，"医者"不但包括传统的白人男性医生，还囊括女性医生、黑人医生，以及西方医学传统中的剃头匠/外科医生、药剂师、护士；以及其他医学传统中的医生、萨满、巫医、江湖郎中、心理分析师，甚至病人、病人的家人和朋友、作家等非传统的医者。丰富的医者形象也是反映美国社会对医疗多元化容忍程度的晴雨表，是补充和替代医学逐渐进入美国主流社会的指征之一。同时，文学家首先意识到治疗过程 (the healing process) 不是从医生到病人的单向过程，医生不是这一过程的全部，病人及其家人和朋友在这一过程中具有重要的作用，这一觉醒使得病人或其家人的叙事进入文学家的视野。

四、医生作家/诗人

医生作家/诗人是一类独特的人群，被认为是文学与医学天然纽带的最佳体现。契诃夫论证医学对他写作的重要性时曾说"没有我的医学工作，我就不会把闲暇时间和思想投入文学"；美国著名的医生作家/诗人威廉姆斯 (William Carlos Williams) 也声称"医学是我的根，写作是我的翅膀"。医生的职业给予他们探究人的身体和头脑的特权，作家的敏感赋予他们对人类的痛苦和苦难以独特、深入的理解，医生作家本人及其作品激起许多文学家"猜谜"的兴趣。

医学生对阅读医生作家的作品更感兴趣，特别是那些仍然在行医的医生作家更令人好奇。学者们为医学生做的工作就是探究这些医生作家"为什么做"和"怎么做"。外科医生兼小说家理查德·塞泽尔 (Richard Selzer) 对此的简单回答是"写作就是为了展示做医生究竟是什么样"。他认为写作可以让医生把自己暴露给病人，是医患关系中权力平衡的一种方式，或多或少矫正了医患关系中权力的不平等。[10]医生作家根植于自己医疗实践所创作的文学作品为医学生提供了对医生的行为进行伦理反思的真实素材：威廉姆斯的《使用武力》(*The Use of Force*) 和《冰冷的面孔》(*A Face of Stone*) 是反思医患关系的经典作品，而塞泽尔《给一个年轻医生的信》(*Letters to a Young Doctor*) 则起到了"行业常见错误指南"的作用。《美国医学会杂志》从1980年起开设了一个栏目 A Piece of My Mind，为许多潜在的医生作家提供了反思性写作的笔耕园地，该做法也被其他医学杂志模仿。由于这个栏目具有很大的影响，《美国医学会杂志》在1988年和2000年两次选取栏目文章出版了同名文集，这些文集被广泛用于医学院的文学教学。

除了上述那些医生作家/诗人外，病理学家、散文家、美国科学院院士刘易斯·托马斯 (Lewis Thomas, 1913—1993) 也是一个经典标杆。他于1971年开始每月为《新英格兰医学杂志》(the New England Journal of Medicine, NEJM) 写随笔，专栏取名为 "Notes of a Biology Watcher"（《生物观察者手记》）。在一千字左右的随笔中，托马斯利用自己广博的生物学和医学知识，反思诸多当时人们关心的话题：如药物滥用、医疗保健体制、其他星球上存在生命的可能性、国家安全、核能的使用、生命的脆弱性和适应性、个人的身份认同、死亡等。透过这些问题的讨论，托马斯表达了他从未改变的主题：对生命的热爱。他在《新英格兰医学杂志》上的随笔专栏持续了10年，其中的一些随笔在1974年结集出版，题为 "*The Lives of a Cell: Notes of a*

Biology Watcher"。[11]本书不仅在生物医学界反响热烈，在美国读书界和评论界也颇受好评，获得了当年的美国国家图书奖。此后刘易斯·托马斯又出版了五本随笔集，被美国人认为是"20世纪沟通科学/医学与文学最好的桥梁"。

1994年，《文学与医学》杂志秋季刊发表了内科医生丹尼尔·布莱恩特（Daniel C. Bryant）的研究报告"20世纪用英语进行文学创作的医生名簿"。布莱恩特在前人工作的基础上，通过各种途径的检索，列出了自1900年以来用英语进行文学创作的173位美国、英国和加拿大医生的名单，其中不乏著名的医生作家，但更多的还是一些名不见经传的医生作家；同时他还提供了他们的出生信息、国籍、性别、完成医学教育的年份、医学专长，以及文学创作的类型、作品名称等信息，[12]对医学院文学与医学教师选用医生作家的作品非常有参考价值。该文于1996年被纽约大学"文学与医学网络"收录（http://litmed.med.nyu.edu），使其影响更为广泛深远。

五、文学疗法

文学除在医学教育中发挥作用外，也开始作为一种治疗方式进入医学的视野，所谓的"文学疗法"（bibliotherapy）开始崭露头角。推行文学疗法的人们从亚里士多德对希腊悲剧目的论的论述中找到依据。亚里士多德认为悲剧能为观者带来情绪的宣泄（catharsis），涤荡他们的自怜自艾感和恐惧感，从而使观者得到情感的净化和提升。得克萨斯州医学院（University of Texas Medical Branch，UTMB）的文学教授安·哈德森·琼斯（Anne Hudson Jones）把文学疗法分为主动方法和被动方法。[13]主动方法就是通过日记记录自己的情绪，或通过创作诗歌和其他文学作品或书写个人日志来发现自己的内心、自我倾诉，达到疗伤的目的。被动方法就是病人通过阅读治疗师为其选择的诗歌或其他体裁的文学作品，并与医生、咨询师或教师讨论，找到作品与他/她的心理契合点，从而达到治疗的目的。这种方法虽然更适用于心理疾病病人，但对身体疾病病人也并非不适。

虽然从19世纪60年代末就有人从事文学疗法，但直到80年代，文学与医学界才注意到这些人，并期望文学疗法可以成为文学与临床结合的切入点。诗歌疗法是文学疗法中最重要和使用最多的一种，诗人也是最主要的"文学治疗师"。诗人肯尼斯·科赫（Kenneth Koch）进驻养老院，教从未写过诗的老人们写诗，使他们的健康状况得到改善，他出版的书里还选登了一些老人们写的诗。

这种宣泄方法不仅适用于病人，也适用于医生，特别是医学生和准医生。医生的成长过程漫长而艰难，年轻的医学生和准医生们经受着体力、脑力、心理和灵魂的多重考验，每个人都有故事要讲、都有情感要宣泄。《白大衣，紧握的拳》（*White Coat，Clenched Fist*）、《上帝之殿》《温柔的报复》（*Gentle Vengeance*）等作品都展示了成长中的医生所经历的磨难和面对的困境甚至危险，是典型的 *Bildungsroman*（德语，意为"成长小说"）。化名为 Samuel Shem 的斯蒂芬·伯格曼（Stephen Bergman）以自己在哈佛大学医学院附属的贝斯·以色列（Beth Israel）医院的实习经历为原型，创作了讽刺小说《上帝之殿》，描写了实习医生们"与自己的人性斗争"的一年，讽刺了医学教育的"神圣核心"——实习医生和住院医师的培养过程，因此也就讽刺了整个医学界。实习医生们没有榜样，可以模仿的对象只有同样也跌跌撞撞的住院医师；没有人关心他们内心的恐惧和无助；"永远为所有病人做一切可以做的事"（Do anything for everyone forever）的医学模式让他们目睹医学如何剥夺人的尊严，医生变成了机器的一部分；各种机器执着地维持着只想有尊严地死去的老人们的生命，但遭遇突然创伤的青年人却在医生面前无助地死去；现实的医学实践完全是召唤他们从事医学事业那些理由的反面。这部小说不但为作者宣泄了负面情绪，也成为医学生必读的"地下读物"和焦虑宣泄途径。2003年在小说出版25周年时，该书累计售出两百万册。虽然作者声称他所做的只是"忠实地记录了现实"，[14]但小说仍然引起了医学界的强烈质疑和反感。斯蒂芬·伯格曼被认为是医学界的"叛徒"，同名电影也从来没有上映过。多年之后，医学界终于可以用平和的心态看待这本小说，2008年适逢该小说出版30周年，美国的医学教育家和文学学者召开了纪念会，并出版了《回到上帝之殿》（Return to the House of God），探讨30年来由这本小说引发的实习医生和住院医师培训的变化。

六、疾病叙事

叙事及其诠释理论在19世纪80—90年代成为当时认识论转化的强劲动力。随着叙事作为研究手段被人文、社科甚至科学界广泛使用，文学与医学学者开始唤起医学界及医学教育界关注医学实践中病人声音的缺失，要求他们不仅要听到医学界的公共声音，更要听到病人个体的声音，理解疾病对病人的意义。对病人来说，疾病叙事是诠释"自我"（self）的方式之一，经历了疾病痛苦或濒临死亡的我已经不是原来的我，因此他们需要通过叙事来理解现在的我，以及疾病对他们的意义。对医生来说，叙事提供了接近病人精神状况的工具，可使医生了解病人内心的伤痛、绝望、希望、道德上的痛苦等，这些因素既可能是疾病的结果，也可能是疾病的原因；病人的叙事提供了一个全方位了解病人疾病的框架，可为正确的诊断治疗提供一定的信息。哈佛大学精神病学家及医学人类学家凯博文（Arthur Kleinman）最早使用了"疾病叙事"（illness narrative）这一说法，并特别强调了"疾病"（disease）和"病痛"（illness）两个词的区别：前者是当代医学对疾病的认识方式，是脱离于个人而独立存在的客体，是还原论在医学上的体现；而后者指病人对疾病的感受、经历，是具有心理和社会性的主观体验。凯博文区分二者的意义在于告诫医生，要乐于聆听病人的故事，理解并建构疾病对于病人的意义。[15]疾病叙事早期也被称为"疾病志"（pathography），疾病志与疾病叙事的最大区别在于疾病志具有严格的定义："关于疾病经历、治疗以及死亡的病人的自传或传记"[16]（书写的疾病经历）；而疾病叙事可以是任何"关于疾病的非小说性的第一人称叙述"[17]（口头叙述的疾病经历）。二者的共同之处在于都是病人从自己的角度讲述疾病的历程，分析并理解疾病的本质，强调"经历过的疾病"，以及疾病对"自我"的认识和认识的改变，是高度的自我"凝视"（gaze），这与医生对疾病抽象的理解具有本质性的区别。加拿大卡尔加里大学社会学系教授阿瑟·弗兰克（Arthur Frank）把疾病叙事分为三类：重获健康叙事（restitution narrative）、疾病混乱中的叙事（chaos narrative）和追寻疾病意义的叙事（quest narrative）。[18]疾病叙事与疾病志的功能和意义基本一致，学者们经常对二者并不进行区分。而近年来随着该领域研究的逐渐深入，"病人关于疾病经历的口述或书写的自传性叙述"都被统一称为疾病叙事。罗格斯大学（Rutgers University）的英语教授安·朱莱西克（Ann Jurecic）甚至把小说、博客、学术性及大众性评论统统都归到"疾病叙事"名下，作者也不再只局限于病人，而是扩展到家庭成员、医生、照护者甚至小说家。[19]对病人来说，记录自己的疾病经历是一种宣泄，因此具有治疗意义。此外，在社交网络风靡的时代，这种记录还具有利他性质——病人在网络上分享他们的感悟可以帮助患有同样疾病的人尽快从"为什么是我"的埋怨中平静下来，他们的经验也可以警告其他人不要犯同样的错误，并寻求可以利用的资源，实际上起到了病人互助小组的作用。

因此，如果医生能够倾听病人关于自己疾病经历意义的叙述，并在诸如查体、实验室结果等诊断工具的帮助下,与病人共同构建病人自己关于疾病的叙事,治疗过程就会既提供治疗方法(cure)也提供疗愈(healing),医患关系也会更为有效。

七、叙事与健康

对病人叙事的关注激发了大量关于叙事对健康状况影响的研究。从20世纪80年代后期起,心理学家就开始通过设计实验室研究,试图发现书写创伤经历对健康的作用。他们认为,构建故事以帮助个人理解他自己及其经历的意义,似乎是人类与生俱来的一种自然的行为。在世界范围内,研究人员发现,如果人们可以把自己的负面经历诉诸文字,他们的生理及心理健康都会得以极大的提高,报告的受益人群包括大学生、医学生、犯罪受害人、失业者、初产妇等。詹姆斯·彭巴克(James W. Pennebaker)是美国最早研究写作个人痛苦经历对改善健康状况的心理学家之一,他用不同的人群做过实验,[20]甚至和同事开发了一个软件,通过分析受试者写作中情感领域和认知领域词汇的使用频率,判断何种写作能够更有效地提高受试者的健康状况。彭巴克试图解释为什么写作自己不愉快的情感经历能够改善人们的健康状况。他认为在各种解释当中,最让人信服的解释是:写作是一个把情感和意象转化为语言的过程,这一过程改变了人们对创伤的思考和认知。创伤造成的伤害不仅仅来自创伤本身,还来自人对这一创伤的情感反应。写作是一个结合思想和情感的过程,能很容易地构建一个关于那个经历的连贯叙事,一旦这样一个叙事已形成,这件事情就可以被更有效地总结、存储和遗忘了。[21]约书亚·史密斯(Joshua M. Smyth)等在彭巴克研究的基础上进行了自己的研究,于1999年在《美国医学会杂志》上发表了他们的研究报告,题为"书写痛苦经历对哮喘病和风湿性关节炎病人症状减轻的作用:一项随机试验"。作者团队在14个月的实验当中,要求实验组(39例哮喘病病人、32例风湿性关节炎病人)每周连续3天、每天20分钟书写他们人生中最痛苦的经历(不限于疾病经历),而控制组只描述当天的计划和活动。结果发现,在试验结束四个月后,虽然所有参与者一直在接受同样的治疗,但试验组的病人表现出具有明显临床意义的症状减轻。[22]虽然在世界范围内,书写痛苦经历能够直接、肯定、极大地提高书写者当前及未来健康状况的假设已经一再被证实,但《美国医学会杂志》的这篇文章是第一个由医生团队给出的结论。《纽约时报》(The New York Times)一篇文章指出,《美国医学会杂志》这篇文章因其受试人数多(107人)以及"严密的科学性"而备受关注;斯坦福大学精神病及行为科学系主任大卫·斯皮格(David Spiegel)因为这篇文章而在《美国医学会杂志》本期的社论中反省:"现代医学界是隐藏的笛卡尔身心二元论信徒——我们曾经相信,虽然心灵对身体的疾病会有反应,但除此之外,二者是没有关系的,"[23]史密斯等人这篇文章促使医学界重新审视他们的哲学,使他们认识到人的心灵会因叙事得到释放,又因心灵的释放带来身体的康复。因为本试验运用"严格的科学方法",得出的结论再次证实了写作能够减轻慢性病病人的症状,医学界也开始认真关注写作这种叙事方法和治疗的关系。《英国医学杂志》同年发表了题为"写作疗法"的社论,指出医生们可能会本能地认为写作疗法是"art"而非"science",但应该抛开偏见,用更多针对不同病人群体的试验来验证约书亚·史密斯等人报告的结论。[24]到2006年,世界各地的实验室共发表了两百多篇论文,报告写作对健康、人的生物性活动、情感和行为的影响。[25]

治疗的目的不仅在于让身体恢复到良好状态,也应该是一个能够让受到身体或心灵伤害的人理解其艰难经历是一个动态的象征过程,受伤害者需要把这段经历编织到自己的叙事当中;而一旦可以将这些不可言说的痛苦经历诉诸笔端,他们已经理解了这段经历的意义,控制了这个"恶魔"，这段经历就变成了可以忘记的"他者"，而他们也可以开始新的一页了。

八、医生叙事

西方的"绅士医生"（gentleman physician）历来就有从事文学创作的传统。随着医学界对文学的日益重视，权威医学期刊纷纷开辟专栏，大量刊登医生的叙事，最著名的有《美国医学会杂志》的专栏"A Piece of My Mind"以及《内科学年报》（Annals of Internal Medicine）的"On Being a Doctor"。但曾经，现代医学拒绝给予医生讲故事的机会，医生们被告知对病人及其疾病作出个人回应违背了医学客观、标准化的原则——不论医生是谁，对病人的诊断和治疗都应该是一致的，在医疗过程中医生不可以表露任何个人感情。但医生同样富有普通人的情感，叙事医学鼓励医生讲出他们自己的恐惧、焦虑、内疚、无助，以及对生命的赞美、对死亡的感悟、对职业意义的思考。此外，医生的叙事能力就是他的"共情能力"，是进入病人视角、体验病人之苦，从而可以与病人有效沟通的能力。其结果必然是愿意见证病人的痛苦、采取不同的视角看待问题，从而带来医患关系的积极改进。哥伦比亚大学医学院的"平行病历"（parallel chart）和哈佛大学医学院的"危机事件报告"（critical incident report）都鼓励医学生采用不同视角，对自己、病人和医学实践进行反思性写作，可以毫不夸张地说，这些反思是医学生成长的助力器。医生叙事与病人叙事一样，在20世纪80年代后期日益兴盛起来。

九、叙事伦理

文学与医学创建前十年的两种教学路径是"伦理路径"和"审美路径"。作为传统医学伦理教学的补充，文学作品被频繁使用，以便学生更好地反思医学实践中的伦理问题。20世纪80年代开始，文学与医学学者也像其他各学科的学者一样，越来越多地研究叙事及其理论，他们最感兴趣的是医学实践中叙事的地位；通过运用文学理论的方法，他们深入探讨医学知识的习得和传播、研究医患相遇过程中的叙事本质、分析各种医学写作中的叙事传统、考量医生的叙事水平和病人接受诊断结果以及遵守治疗方案之间的关系。此外，文学与医学学者们已经不满足于只把文学作品当作医学伦理的补充阅读材料。他们认为，医学知识和实践内在的叙事性、医生自身的知识结构和经验使他们更适合一种叙事的伦理，而非传统的分析伦理，叙事伦理是深受临床工作者拥趸的案例法（casuistry，即以过去的典型案例为基础为当下的案例作出伦理决定）的延伸。同时，由汤姆·比彻姆（Tom Beauchamp）和詹姆斯·邱卓斯（James Childress）提出的以生命伦理四原则[26]（即"尊重自主性、不伤害、有利和公正"原则）为基础的"原则主义伦理学"受到越来越多的批评，[27]在这种情况下，"叙事伦理"这一概念就应运而生。

叙事伦理的概念和方法来源于叙事学等文学理论以及哲学，是进行道德理解和评论的一个新工具。众多的叙事学家、文学学者、哲学家、思想家对叙事伦理都有过不尽相同又相互关联的阐释。[28]叙事伦理的核心内容如下：

1. 每一个伦理情境都是独一无二、不可重复的，普适性原则无法获得每个伦理情境的全部意义。

2. 在任何一个与健康相关的情境中，评判任何决定或行动是否恰当的标准是看它是否与病人个人的生命故事相一致；而病人的这些生命故事必须要在"叙事的反思性平衡"[29]的基础上来理解。

3. 以上做法的目的并非为了统一道德信条或道德责任，而是为了开启对话、挑战固有的观点和标准，并探索个人意义与普遍意义之间的张力。[28]

《文学与医学》杂志很早就开始关注病人叙事以及其中的伦理问题，探讨过以叙事伦理的方法应当如何告知坏消息，如何避免医生采用父权式的（paternalistic）方式面对不服从的病人；也分析过伦理学家建构其案例时的内在价值偏见，展示了伦理学家如何从观点、用词、意向以及文体风格的选择上，一步步建构起每一个案例，并引导读者得出伦理学家想要他们得出的结论这一过程。[30]但这样的伦理是伦理学家的伦理，并不一定是病人的伦理选择。与此相反，叙事伦理要求医生及卫生领域相关工作人员关注以下这些问题：叙事者是谁？他/她的叙事是否可靠？叙事者是从什么角度来进行叙述的？叙事中是否有什么被省略了？是否还有谁的声音没被听到？为什么？叙述者运用了什么语言技巧和意象？这些语言的使用对创建叙事所要表达的意义起到了什么作用？这些问题实际上都是文学分析和批评过程中要问的问题，即卓特曼·班克斯所说的"最完全程度上的阅读"。这些问题的提出实际上反映了叙事伦理方法对传统的原则主义伦理的警惕，在一定程度上保证了伦理学家或伦理委员会和病人及其家属之间的权力平衡，其最终目的是希望伦理决策真正是病人同意的决策，而非伦理学家的决策，真正体现"自主"的原则。经过多次"论战"交锋，原则主义伦理和叙事伦理的利弊得以廓清，现今美国的伦理决策基本上要同时遵守伦理四原则，并关注个人独特的经历及叙事，并在此基础上作出最适合个人的伦理决策。

十、叙事医学

1996年托马斯·杰弗逊医学院的克里斯汀·莱恩（Christine Laine）和美国医师协会的弗兰克·大卫多夫（Frank Davidoff）在分析了当时的临床医学决策过程、医患关系、卫生法案例判决结果、医学教育和临床研究的现状后宣布，美国已经进入了"以病人为中心的医学"时代。[31]以病人为中心的临床方法要求医生不仅从生理、病理、病因、治疗选择等纯粹生物医学的视角来解释病人的病痛。因为病人对疾病的解释是基于他对疾病的感受，因此医生还要关注病人的叙事。随着世界范围内的医学教育、医学实践越来越多地使用以病人为中心的临床方法，临床工作者越来越注意倾听病人的声音，越来越关注符合病人需求的"个性化"医疗服务。以病人为中心的医学使叙事成为临床工作中重要的一个因素。

叙事医学崛起的另一个原因是对循证医学的质疑。"循证医学"作为一个名词最早是在1991年被提出，1992年临床流行病学家大卫·萨奇特（David Sackett）领导的加拿大麦克玛斯特（McMaster）大学的"循证医学工作小组"为推广这个名词所做的工作得到最多认可。萨奇特对"循证医学"的定义也被认为是最权威的定义，即"慎重、准确和明智地应用所能获得的最好的研究证据来确定病人的治疗措施"。[32]循证医学迅速成为临床工作者、公共卫生从业者、医疗保险部门、医疗政策制定者和公众的热门话题，有关循证医学的文章也呈指数级增长。但循证医学从它诞生的时刻起就遭受了各种质疑和批评，最多的批评就是循证医学与以病人为中心的医疗是背道而驰的，对个体病人的用处有限；它沦为政客和保险公司的工具，用来削减医疗投入，并限制了医生的临床自由。

人文社科领域研究范式的转变、文学界对叙事的深入研究、医学界对病人和医生叙事的重视、以病人为中心的医学所倡导的医学实践方法、对循证医学的质疑，这些因素的协同作用推动了"叙事医学"的产生。

"叙事医学"（Narrative Medicine）一词由美国哥伦比亚大学内外科医学院丽塔·卡伦教

(Rita Charon)于2001年提出。她认为,"由具有吸收、解释、回应故事和他人困境的能力的医生实践的医学就是叙事医学"。她认为叙事医学中使用的细读法和反思性写作可以促进医生认真审视医学中四个重要的叙事关系:医生与病人、医生与自己、医生与同事、医生与社会。[33]

在此后的十几年中,叙事医学的研究呈井喷式增长、倾听病人叙事、帮助他/她理解疾病的意义被证明对加强医患关系、促进病人健康有益,因而得以被医学界越来越多地采用。

十一、结语

文学与医学从创始至今已经走过了四十个年头,其研究内容的变迁也见证了这一"学科"的成长过程。在最初需要不断为自己在医学院的合法性辩争中,医生作家/诗人、医生的形象、疾病的隐喻、文学疗法等研究内容都被用来证明文学对医学教育的价值,"审美路径"和"伦理路径"在医学教育中也互为补充。20世纪80年代开始,叙事作为一种认知方式得到了广泛认可,各学科都开始采用叙事的研究方法,文学与医学也搭上了叙事的快车。疾病叙事、叙事与健康、医生叙事、叙事伦理等主题的研究都为"叙事医学"的出现铺平了道路。通过叙事,文学最终真正与医学结缘,它的理论和实践真正被医学界所采用,成为改善医患关系的重要工具,文学与医学完成了它的完美蜕变。

参考文献与注释

[1] 当时对"文学与医学"的定位存在一定的分歧:有的学者认为它是一个新学科,有的认为它是一个新研究领域,有的认为它是医学人文下属的子专业。现在则多称之为"研究领域"(a field of study)。

[2] 关于文学与医学转向叙事医学的历史,请参见本人的论文《从"文学与医学"到"叙事医学"》。发表于《科学文化评论》2013,10(3):5-22.

[3] Trautmann J. The wonders of literature in medical education. // Self, D ed. The role of the humanities in medical education. Norfolk. Virginia: East Virginia Medical School, 1978, 32-44.

[4] Coles R. Medical ethics and living a life. The New England Journal of Medicine, 1979, 301(8):444-446.

[5] 见 http://mainehumanities.org/programs/litandmed/synapse/index_s11.html. Accessed April 10, 2013.

[6] Bonebakker V. Literature and medicine: Humanities at the heart of health care: A hospital-based reading and discussion program developed by the Maine Humanities Council. Academic Medicine, 2003, 78(10):963-697.

[7] Sontag S. Illness as metaphor and AIDS and its metaphor. New York: Picador at St Martin's Press, 1988:115.

[8] Medicine: Women doctors. Time, 1941, January, 13. http://www.time.com/time/magazine/article/0,9171,772566-2,00.html. Accessed on March 14, 2011.

[9] Starr P. The social transformation of American medicine. New York: Basic Books, 1982, 124-125.

[10] Tavormina MT. Richard Selzer: The rounds of revelation. Literature and Medicine, 1992, 1 (revised edition):61-73.

[11] 本书已经译成中文,名为《细胞生命的礼赞》。李绍明译,1996年湖南科学技术出版社出版,2011年再版。

[12] Bryant DC. A roster of twentieth-century physicians writing in English. Literature and Medicine, 1994, 13(2):284-305.

[13] Jones AH. Literature and medicine: Traditions and innovations // Clarke, Hycock. The body and the text. Texas: Texas Tech University Press, 1990.

[14] Shem S. Fiction as resistance. Annals of Internal Medicine, 2002, 137 (11): 943-937.
[15] Kleinman A. The illness narrative: Suffering, healing and the human condition. New York: Basic Books, 1988.
[16] Hawkins AH. Reconstructing illness: Studies in pathography. 2nd edition. West Lafayette, Indiana: Purdue University Press, 1999, 299.
[17] Frank A. Reclaiming an orphan genre: The first-person narrative of illness. Literature and Medicine, 1994, 13 (1): 1-21.
[18] Frank A. The wounded storyteller: Body, illness and ethics. Chicago: The University of Chicago Press, 1995.
[19] Jurecic A. Illness as narrative. Pittsburgh, Pennsylvania: University of Pittsburgh Press, 2012: 2.
[20] 他们关于写作与健康关系最早的研究论文是: Pennebaker JW, Beall SK. Confronting a traumatic event: Toward an understanding of inhibition and disease. Journal of Abnormal Psychology, 1986, 95: 274-281.
[21] Pennebaker JW. Telling stories: The health benefits of narrative. Literature and Medicine, 2000, 19 (1): 3-18.
[22] Smyth JM, et al. Effects of writing about stressful experiences on symptom reduction in patients with asthma or rheumatoid arthritis: A randomized trial. JAMA, 1999, 281 (14): 1304-1309.
[23] Spiegel D. Healing words: Emotional expression and disease outcome. JAMA, 1999, 281 (14): 1328-1329.
[24] Greenhalgh T. Writing as therapy. BMJ, 1999, 319 (7205): 270-271.
[25] Ramirez-Esparza, Pennebaker W. Do good stories produce good health? Narrative Inquiry, 2006, 16 (1): 211-219.
[26] Beauchamp T, Childress J. Principles of biomedical ethics. New York: Oxford University Press, 1979.
[27] 批评文章中比较有代表性的两篇是: Clouser, KD, Gert, B. A critique of principlism. Journal of Medicine and Philosophy, 1990, 15: 219-236; Davis RB. The principlism debate: A critical overview. Journal of Medicine and Philosophy, 1995, 17: 511-539.
[28] 对这些不同的阐释详见: McCarthy J. Principlism or narrative ethics: Must we choose between them? Journal of Medical Ethics, 2003, 29: 65-71.
[29] "叙事的反思性平衡"（narrative reflective equilibrium）是指个人的第一人称叙事不能是不切实际、夸大的叙事（因为个人叙事有时候是不可靠的），这些叙事还必须与别人眼中我们自己的形象相吻合，因此，这些个人叙事是可以被质疑和修改的。见 McCarthy J. Principlism or narrative ethics: Must we choose between them? Journal of Medical Ethics, 2003, 29: 68。
[30] Chambers T. The bioethicist as author: The medical ethics case as rhetorical device. Literature and Medicine, 1994, 13 (1): 60-78.
[31] Laine C, Davidoff F. Patient-centered medicine: A professional evolution. JAMA, 1996, 275 (2): 152-156.
[32] Sackett D, Rosenberg W. et al. Evidence based medicine: What it is and what it isn't. BMJ, 1996, 321: 71-72.
[33] Charon R. Narrative medicine: A model for empathy, reflection, profession, and trust. JAMA, 2001, 286 (15): 1897-2001.

· 癫狂与文学 ·

创伤与真实：中国文学中的疯癫形象

彭吉蒂（Birgit Linder）

"故事总是在事实之后，并且总是由损失产生。"
——J. 希利斯-米勒（J. Hillis-Miller）

历史学家罗伊·波特（Roy Porter）认为，疯癫和人类本身一样古老，关于疯癫的理论自古以来就丰富着医学、社会和文学方面的论述。[1]虽然疯癫一方面被认为是具有神性和富含启示的，但另一方面也被认为是反常和反理性的。如同文学本身，文学作品中的疯癫可以拓展人们的想象力并革新传统的叙事手法，但是它只有在理性的控制之下才能够得以表达并发人深省。利利安·菲德尔（Lilian Feder）表达了这样的观点：文学疯癫反映社会禁忌和社会价值观，这种疯癫可以是自我揭示和自我认识的一种途径。[2]但是，除了极少数例外，文学中的疯癫主题长期以来一直是西方文化研究的范畴。中国文学对疯癫的描述相对较少，其传统的特点是描述言语和行为的古怪，描写装疯卖傻以及通过疯癫表达创伤和真实。疯子天才的故事、与癖瘾作斗争、艺术家的自我实现、疯癫作为主观内省的方式、犯罪与负疚以及在小说、诗歌或者病人自己所作的疾病叙事也就是"病情自传"（斯蒂芬·莫兰，Stephen Moran）中对精神疾病本身的描述，这些都是中国文学传统中的空白。在其他许多文学传统中，有关疯癫与医学的心理、医学以及哲学方面的论述让小说的发展获益匪浅。[3]而中国作家，除了极少数例外（比如本论文谈到的女作家陈染），则较少关注医学与文学跨学科之间错综复杂的关系。中国作家明显侧重于描述社会——躯体方面而非内省的思维过程，侧重于"心理模仿"而非"心理叙事"。

尤其是自从中国现代文学出现以来（约1918），疯癫的自我一直与民族创伤、历史创伤和社会创伤紧密相联。因此，研究这种文学与对创伤经历进行文学"挪用"的创伤理论是一致的[4]。对自己的痛苦无法言喻或无法清楚地说明自己的无归属感，使人感觉到某些不可控制的因素侵袭了自己的生活。由于人们"在不扭曲事实的情况下无法完整地回忆或表达"自己所经历的创伤，所以疯癫从逻辑层面上讲是一种修辞，它不仅证明创伤的存在，而且还证明其后遗性（Nachträglichkeit）和不可复原性。[5]

本论文以现代以前的疯癫传统为背景，以创伤理论为框架，介绍了五部20世纪的小说，这些小说反映的与疯癫相关的主题是中国文学的代表。这些主题包括古怪与无节制（现代以前）、偏执与妄想（鲁迅和哈金）、疯狂与精神分裂（刘恒和陈染）以及暴力与不可再现（余华）。为了反思社会真实，这些故事主要利用的不是心理建构或认知过程，而是社会-躯体和行为表现，它们暗示着主观的内部声音或许并不是真实自我的唯一表达。[6]

彭吉蒂，Birgit Linder，香港城市大学中文、翻译及语言学系

一、古怪与无节制：现代以前

研究中国现代以前的文人学士和诗人官员，我们会发现传奇似乎多于事实，古怪和疯癫之间的界线很模糊。虽然羊春秋竭力刻画的是反映更深层次的反常变态的异常行为，但是他在《中国历代狂士》的序言中还是根据行为来对疯癫的概念进行解释的：

> 超出常规、常理的言论和行动，叫做"狂言"、"狂行"，超出常规、常理的人，叫做"狂士"。颇有点儿"威武不能屈、贫贱不能移"的硬骨头精神。[7]

这仍是关于"疯癫"的普遍看法。在中国历史上虽然其他宗教和哲学也曾盛极一时，但是在中国人的"性格"（及其出格）上留下最深印迹的仍然是儒家思想。在社会交往中超越礼节即为"疯癫"。甚至于许多道教徒因其神秘经历、逍遥自在以及神性狂乱也被认为是"疯癫"的。其他人则因为公然藐视权威而被冠以"狂人"的称号。例如，公然藐视曹操（155—220）、在宫廷庆典上赤身裸体击鼓的祢衡（173—198）。著名的唐朝诗人李白（701—762）一生嗜酒如命，天不怕地不怕，是自由生活的典范。[7]《中国历代狂士》对三国时期魏国诗人阮籍（210—263）的描述则是"孤独"、"唯酒是务"、"有点儿痴"以及有着"高度的自我意识"。他的诗集《咏怀诗》自觉地"表达出他内心的躁狂及他所面对的世界的紊乱、颠倒、反常与慌乱"，是这方面少有的杰作。[7]这些以及其他许多例子表明疯癫通过行为的出格而非内在心理冲突得以表现。通常，这种行为也是反对他们的出格表现。在这些情况中，"疯癫"象征着非同寻常的对世俗的公然藐视，被认为是个人或社会疾苦的体现。

奇怪的是，《中国历代狂士》对中国历史上公认的第一位著名的诗人狂士屈原（公元前340—前278）只字未提。屈原是战国时期（公元前475—前221）一位正直的官员。人们对他的看法不一：政绩卓越的官员、非常正直的人、狂人、信仰萨满教的诗人等。他是宫廷阴谋的牺牲品，被流放到南方，在那里他写了著名的哀叹楚国和自己境况日渐衰败的长诗《离骚》。据说在楚王成为同一个政治集团的牺牲品之后，屈原在汨罗江投河自尽。因此，屈原象征着"个人主义、艺术自主与社会政治抗议，或许甚至叛变"。[8]这种政治与艺术、大众与个人的交叉标志着文学成为"政治的附属品"。[8]因此屈原总是作为不公正、忠诚、浪漫主义以及错误的理想主义的象征也就不足为奇了。由于中国悠久的互文与引证传统，这些"精英"狂士便成为了传奇的素材。他们的名望既建立在他们作为官员所取得的政绩上，同样也建立在他们作为诗人/艺术家所取得的成就上。

主要通过研究莎士比亚的作品和中国现代以前的小说，朱萍（2005）对中西文学传统进行了比较，认为疯癫在西方传统中，通常被呈现为与"理性的帝国主义"有关，是自我异化的一种表现。西方戏剧培育了一种强烈的源自情感斗争、高度的自我意识、负罪感、怀疑、生存焦虑及抽象思辨的悲剧精神。在悲剧中，疯癫是一种有可能导致悲惨结局的痛苦经历，但同时它也有助于自我认识和真相的获得。然而，在中国文学传统中，疯癫通常被置于社会和谐的对立面，用以体现社会的异化。中国没有发达的悲剧传统，在大多数戏剧中，疯癫起到的是重申社会标准和喜剧性的调剂作用。疯癫的主人公要么是智慧之士，要么是真正的疯子，因此，他们并不悲惨或对自己的痛苦没有意识。[9]因此，与莎士比亚、塞万提斯（Cervantes）、卡夫卡（Kafka）或陀思妥耶夫斯基（Dostoevsky）塑造的具有开创性意义的人物形象相比，疯男疯女在中国文学中仍然处于边缘化的地位。

二、偏执与妄想：鲁迅和哈金

因此，中国现代文学以1918年中国最杰出的作家鲁迅先生（1881—1936）发表《狂人日记》为开端，这是令人惊奇的。用白话文写的日记的第一节是：

今天晚上，很好的月光。

我不见他，已是三十多年；今天见了，精神分外爽快。才知道以前的三十多年，全是发昏；然而须十分小心。不然，那赵家的狗，何以看我两眼呢？

我怕得有理。[10]

在这节日记之前是用文言文写的前言，其中介绍了这本日记及写日记的人。有兄弟两人，弟弟曾经大病一场，兄弟俩中学的好友从哥哥那获得了弟弟当时的日记并将它用于医学研究。他将其友诊断为患有"迫害狂"之类的病，发现其日记"错杂无伦次"且"多荒唐之言"，甚至没有写日期[10]。至于书名，他说是病人痊愈后重新走马上任时自己题的。

这个独具匠心、错综复杂的故事虽然在命名上仿照的是果戈理（Gogol）的《狂人日记》，但在风格和病理上却更接近于居伊·德·莫泊桑（Guy de Maupassant）的《奥尔拉》（*La Horla*）。它标志着中国现代文学革命的开始，具有以下划时代的特点：注重写实；运用白话文而非文言文；采用第一人称叙述者；强调个人困境；反对儒家伦理道德标准，但同时"感时忧国"（夏志清）。那个时期反文化传统的倾向十分明显，正如美国汉学家邓腾克（Kirk Denton）所指出的，这种倾向"使得对人物的心理刻画比起以往任何时候都更合理地成为叙事的重点"。[11]

偏执是一种用于描写疯癫和表达见解的常见的文学修辞。埃米尔·克雷佩林（Emil Kraeplin）把偏执称之为"一系列循序渐进的妄想"，[12]弗洛伊德则认为偏执是唯一能够得以表达因而与社会动态相关的一种精神疾病。正是这种"疾病分类学上的模棱两可性"使隐含在"正常"概念中的清醒与真实之间的关系变得错综复杂。[12]日记中有多处典型的偏执狂式的解释性研究：狂人研究历史和人类学方面的书籍，认为"凡事须得研究"。[12]有趣的是，这些历史性的参照与其他的一些"参考对照"并置起来，后者主要包括"感觉自己是某些事件的目标等突然的想法"。[13]每当狂人偶然听见与食物或者与吃相关的言语，便会怀疑吃人；如果当时还有人盯着他看，他便会更加坚定自己的看法。只有当他开始怀疑自己或许在无意之中也吃了人肉——他已故的妹子的肉时，才感到困惑不解。在日记的结尾处他提出"没有吃过人的孩子，或者还有？"的疑问并且发出"救救孩子"的呼吁。[13]

大哥、友人、医生及其他旁观者代表着中国现代医学与社会对"狂"/"疯癫"的理解：在一定程度上它是一种能够通过休养而得到调节的生理失衡，同时它也是一种必须受到良性压力遏制的自由想象。关于疯癫没有传统的分类，但是由于行为表现不同也存在着差异。鲁迅先生在标题中用来表示"疯癫"的中国术语"狂"与躁狂、无节制、傲慢、残忍以及饱食有关。

与其他描述身体危机的疯癫术语不同，"狂"还与见解有关。在唐小兵看来，《狂人日记》"这个谜一般的文本凸显着统一性与个性以及教义与诠释之间的矛盾"。[14]狂人对社会的严厉控诉正显示了对这种心理的抵制以及"疯狂中的理性"。但是这种控诉同样也是狂人对自身责任的一种辩解。狂人在意识到自己或许也吃过人肉时感到激动不安，反映了人们（经常在无意中）成为自己所反对的体制的帮凶,然而,这个问题却很难寻找到答案。这样读者便不得不去认真地思考自己对于不公正及暴力现象所须承担的责任。最后,或许由于这一认识令狂人无法承受,所以他最终从自己那石破天惊的发现中得以康复并在那个"吃人"的体制中接受了一份官职。

哈金(1956—)的小说《疯狂》(2002)以1989年天安门事件为背景。故事中的杨教授因中风住院,由他的两名学生照顾。其中一位是叙述者万坚,他也是教授女儿的未婚夫。住院之前,杨教授是大家公认的遵纪守法的正直的学者,然而中风后他的性格发生了完全的改变,他揭露自己在文化大革命期间(1966—1976)以及后来在大学教书时所遭遇的不公平待遇和罪恶行径。中风使他一生的压抑与社会创伤得以释放。

小说最成功之处在于过去与现在的关联。"过去"只有通过中风病人的妄想才能得以接近,然而教授的妄想反过来却又成为对万坚的预言。如果说万坚在最开始听到教授的胡言乱语和古怪见解时感到困窘的话,那么他很快便被这新鲜的视角所吸引并能"从教授敞开的心扉中获得秘密"了。[15]万坚明白,教授由于几十年以来一直压抑着自己的情感与恐惧,如今"已经疯了"。[15]与鲁迅笔下的狂人不同,这个妄想症病人有一位倾听者。教授使万坚明白一系列阴谋与背叛的内幕,从而使其开始质疑学术及"文明进步"人士所谓的"善"。最终,万坚为自己与教授的共谋关系付出了代价:那些曾经打倒教授的人反过来与他为敌。在万坚被故意安排到农村去做工作访问时,教授被打倒并于万坚回来后不久就去世了。万坚决定不再继续深造,为此未婚妻与他分手。在痛苦与愤怒之中,万坚称自己"疯狂":他无法进行逻辑思考并不顾一切地试图证明自己能够采取行动并作出选择。[15]在这种心态下,万坚来到了北京,无意中卷入到学生运动当中并亲眼目睹令教授发狂的同样的流血牺牲。回来后,他面临着要么进监狱、要么进精神病院的两难处境。他决定离开,当天晚上便乘火车去了香港。

创伤理论认为对传统叙事模式的倚重、互文、重复、片断式叙述及对目击群体的需要等叙事模式对于创伤的理解至关重要。杨教授的故事正是通过这些叙事模式得以重构。在《狂人日记》十三个碎片式的章节中,叙述的语言显得愈来愈错杂无伦次,叙述的中心愈来愈转向内部心理。正如梅仪慈(Feuerwerker)关于鲁迅所指出的,"(他)不仅向中国传统社会发起全方位的进攻……而且还颠覆了整个经典的文本传统"。[16]为了达到这一目的,鲁迅先生创造出一种颠覆性的侧重内部心理刻画的叙事。与鲁迅的狂人相同,杨教授也愈发地陷入到自己的意识和记忆深处,令万坚深感不安的并非教授语言的杂乱无序,而是其中令人鄙夷的道德暗示。不管是鲁迅的狂人还是哈金的杨教授,他们内心的矛盾均通过一种模棱两可的方式得以呈现:一方面他们的话语中带着疯子的自信;另一方面他们塑造的只是一个不可靠的、碎片状的虚幻的替代世界,一旦狂人重新就职或者一旦教授死去,这个世界即被淘汰。虽然这种偏执狂式的认知风格仍然保留着形式上的统一,但是由于它模糊了实际与可能之间的界限,所以作为一种文学修辞使认识论本身颇受争议。尽管如此,正是疯癫使这些疯子、狂人得以窥见真实,而文本的作用就在于呈现这种纯粹理性无法抵达的另类现实。这些疯子、狂人在他们的疯语狂言中为过去、现在和未来搭建必然的情感和道德联系,并由此表达智慧。没有时间、没有名字、没有事实,他们剥去历史的外壳,直指历史的本质:吃人。万坚坐在从北京回来的火车上的自言自语与鲁迅先生的《狂人日记》有异曲同工之处。

不管是鲁迅的狂人还是哈金的杨教授,他们在自己充满妄想的叙述中都总结了一种历史理论,这种历史理论也是一种含蓄地体现在个人身体和心理上的社会疯癫理论。

三、单狂与精神分裂：刘恒和陈染

"有强迫症的人通过摩尼教的二元视角看待世界：人要么支配要么被支配，要么控制要么被控制"。[17] 为了获取控制，强迫观念"诱使主体产生能动的感觉"。[17] 刘恒（1954—　）的新历史元小说《苍河白日梦》（2001）描写的曹氏家庭成员分别患有强迫症、恐惧症和受虐狂病（曹老爷还偶尔有吃粪便的嗜好）。这些偏执狂为了获得能动感、秩序、意义及长生不死而角逐，而实际上他们在执着地追求掌控的过程中所表现出来的却是自我毁灭。

小说通过十六岁男仆"耳朵"的视角得以展开，讲述的是在20世纪之交中国经历清朝的灭亡、巨大的社会政治动乱及1911年共和国的诞生时一个地主家庭的生活。故事开始时，曹家二少爷从法兰西留学四年归来，并带回一个年纪差不多是自己两倍的法国工程师。曹老爷和太太早已不插手家业管理和家庭生活，大小事物均交由能干、传统的大少爷打理。在法国工程师的技术支持下，二少爷几乎把所有的时间都投入到火柴厂的建设上。然而他却被迫结婚，妻子玉楠是个受过教育的进步女青年，尽管如此，他仍然对她视而不见。耳朵和法国人都爱上了玉楠。耳朵只能把少奶奶当成自己白日梦的对象，而法国人和玉楠则实质性地走到了一起。玉楠最终怀上了法国人的孩子。为了保全曹家的面子，大少爷命人秘密杀死工程师和孩子。工程师被杀害，但是男孩被耳朵秘密地藏在一个法国神甫那里。二少爷在政治动乱中消失了，大家都以为他死了。之后，不知道自己孩子还活着的玉楠、她的贴身丫环五铃儿及耳朵上了一艘客船。一天夜里，在极度绝望中，玉楠投进了苍河。耳朵和五铃儿（现在是他的未婚妻）决定不回曹家，而在府城定居。在那里他们偶遇刚被清朝军队射杀的二少爷。迷信的耳朵把二少爷的尸体拖到苍河使其夫妻"团聚"，并与未婚妻五铃儿抚养玉楠的私生子曹子春。[18]

刘恒对弗洛伊德非常感兴趣，这部小说很适合用弗洛伊德的术语来解读，各种被压抑的欲望通过恋物癖、性变态及强迫症等替代形式得到满足。自从二少爷离开家乡去法兰西留学后，曹太太便终日沉迷于佛经当中。她给二少爷喂奶喂到九岁，就在他十八岁奔赴法国留学的那一天，耳朵还看见他吸吮母亲的乳头。曹太太多次禁食、禁语，以此来寄托对儿子的依恋。大少爷对金钱和专制权力情有独钟；罹患臆想症的曹老爷则沉迷于酿造自己的药物，以平息每次麻烦来临时对死亡的恐惧，小药锅随着问题的加剧沸腾翻滚得愈发厉害。在得知二儿子的死亡及蓝眼睛的私生孙子的诞生后，曹老爷竟要求吃掉婴儿的胎衣。后来，他变得精神失常、充满妄想，最严重的时候竟然吃屎，喝自己心爱的墨汁，并最终死去。

有恋母情结的二少爷是受虐狂，他发明了各种不同的方式折磨自己。与母亲的关系使他产生负罪感，为此他鞭笞自己。他还若干次用绳吊脖子使自己窒息，并故意冒着被炸死的危险，最终他说服妻子玉楠与他"结成同盟"（德勒兹，Deleuze），让妻子抽打他让他获得性快感。耳朵从屋顶上亲眼目睹了所有这些景象。在耳朵面前，二少爷崩溃了，自怜自哀道，"我是天下第一个没用的东西！耳朵，你来抽我！你往死里抽我！"[19] 二少爷的情感退化与其根深蒂固的愤世嫉俗结合在一起，后者折射出政治与个人衰败给他带来的胁迫感。[20]

未受过教育的耳朵在讲述曹家的故事时已经是一位生活在敬老院里的百岁老人了，听他讲故事的很可能是他抚养的"私生"儿子。耳朵是个衰老、不可靠的叙述者，采用的是非直线式闪回、碎片式的伪元小说、梦境、短句以及与传统的讲故事方式类似的重复来回忆过去。重复是小说的一个核心手法，它建立起与过去的联系并且展现那些不断出现、却又无法被全面解释的创伤性象征。同时重复手法也是对曹氏家庭成员强迫性重复的一种折射，他们无法应对意义的丧失，只能通过偏执的方式寻求慰藉。

小说以社会政治变化为背景，旨在反映 20 世纪 80 年代中国再次遭遇的信仰危机。道德能动性和社会身份的丧失是后现代小说的一个重要主题，因为没有联系个体与社会的基本纽带，所以主体所经历的只不过是海德格尔（Heidegger）所言的此在的被抛性（Geworfenheit ins Dasein）。偏执狂们本想借助于执着与专注来构建世界并赋予其至少某种表面的秩序，然而相反，这种偏执却导致他们对人生产生厌倦，无力抵抗社会意义与自主性的丧失。

陈染（1962— ）的小说《私人生活》（2004）讲述一个名叫倪拗拗的女孩的病态心理及其创伤性的成长经历。病态的内省可能发展成为对内心生活的固着，如此反思性偏执"因为思考本身而对思考上瘾，并对完全沉浸于自我的思考方式上瘾"。[30] 在这部小说中它起到将迥异的外部世界和内心世界并置起来的作用。

拗拗的童年和少年生活充满了各种痛苦和失落。在短短几年中，她失去了自己心爱的小狗和抚育她多年的奶奶，并遭到父亲的抛弃。作为一名年轻的学生，她受到班主任老师的情感骚扰和性骚扰；由于害羞内向的性格，她长期受到同学的孤立，被嘲弄为不合群。她最亲密的女性朋友寡妇"禾"，在一场公寓大火中被烧死了。在天安门事件中，她目睹了政治动乱与流血事件，并失去了自己的初恋情人。在那期间，她被一颗流弹击中腿部，并最终由于无法接受母亲去世的事实，生活无法自理而被送进一家精神病医院。

小说一开始，拗拗便解释说，她的医生朋友担心她持续地与外界隔离会最终发展成为"幽闭症"——一种与对狭小空间的恐惧相关的焦虑症。她拒绝这种诊断，认为自己内心的混乱与任何"千奇百怪的人与事物的命名"均不相符。[21] 拗拗不喜欢阳光、交谈以及日常的交际，但这对她来说并不构成任何问题。她感觉自己"脱离了正常意识"，因此周围都是敌人。她拒绝相信死亡即终点，并通过与母亲衣服的交谈来证明自己的观点，她在母亲去世后与母亲衣服的沟通和之前与母亲的沟通相比没有什么大的不同，或者说甚至更好。出院后，心理医生给她送来病历以方便她进行研究，并说服她书写自己的人生故事。

拗拗担心自己的"人格解体障碍会在未来的某一天失去控制，爆发成一种疯狂"。[21] 这种"身"与"灵"之间以及行动自我与反思自我之间的叙述张力正是小说最成功的地方。一方面，拗拗关注肉体的存在，包括身躯、性发育、身体的温暖、身体的感觉以及疾病与死亡，而且对身体的刺激反应敏感。另一方面，她有条理地描述自己复杂的内心世界，然而，这种描述的逻辑是带有欺骗性的，而且欺骗程度如此之高，以至于小说结尾处医生在病历中对她病情的描述令读者吃惊。她的自我评价与心理医生的描述大相径庭。她偶有提及别人让她多吃一点儿，但是我们从心理医生的暗示中得知她可能患了厌食症。她所描述的与比自己年长很多的寡妇"禾"之间的亲情关系在病历中被形容为"与一年长女邻居亲密暧昧"——拗拗丝毫没有意识到寡妇对她的爱抚的本意。她还被描述为冲动和优柔寡断，充满幻听和妄想，并表现出异常的思维模式，以及"不肯接受事实"。[21] 她表现出精神分裂性妄想狂的各种症状且记忆非常残缺。尽管她似乎真真切切地受着枪伤之苦，然而在心理治疗汇报中她却对此只字未提。

或许因为强迫性写作使她不得不直面创伤的重压，所以她最终决定不再寻求心理帮助而完全撤退到自己的世界里。拗拗写给医生的那封信，为使他们确信自己已恢复正常，这信的风格完全不同于她那碎片式的日志。这种叙事分裂表明她其实清楚地知道"正常"对别人和自己来说分别意味着什么。借助于这封信，她使自己得以与外界隔离并完全撤回到自己所营造的安全空间——浴缸里。这一切也就不足为奇了。她在浴室里构造了一个虚幻的世界，用模拟外部世界的彩色物品装扮它，这些物品包括一束艳黄的向日葵假花、一个淡紫色的瓷瓶、一只青蓝的灯罩、一张麦黄草席、一根栗黑杠木、一条泛着香皂气味的毛巾以及一件浓黑的睡衣——"睡眠的颜色"。[21]

浴室里的景致非常富于格式、秩序和安全，而外边的风景则已经潦草得没有了章法、形状和规则，瞬息即变，鼓噪哗乱。

这个世界，让我弄不清里边和外边哪一个才是梦。[21]

在这里，她让自己那关于初恋男友及童年真正亲爱过的人——寡妇"禾"的回忆和双性幻想自由地驰骋。

凯西·卡鲁斯（Cathy Caruth）将创伤定义为"对压倒性事件的一种延迟性反应，这种反应伴随着麻木以及对回忆该事件的回避"。[36] 拗拗给自己诊断为患有"记忆虚构症"，言语无法减轻其分离性障碍。[22] 她的创伤依然不可接近，正如她自己贴切地评论，对她痛苦的分类无助于她的康复。这不仅体现了她对创伤的麻木，同时也是分裂型人格障碍的典型症状。根据莱恩（Laing）的观点，"'真正的自我'向幻想世界的隐退让精神分裂者感觉到一种暂时的无所不能和自由"。[23] 然而，在连续几天观察整个阳台都装不下的灌木之后，她在想使它们不受风吹日晒之苦究竟是有助于它们的生长，还是剥夺了它们吸收花园里更深土壤里的养分。"它们在想，我也在想"。[23] 虽然目前她还在创伤与宣泄之间摇摆，但是她已清醒地预见到自己必须选择一条道路。

韩依薇（Larissa Heinrich）（2005）在评论陈染的小说时指出：

与民国时期鲁迅的具有开创性意义的短篇小说《狂人日记》类似的是，《私人生活》利用医疗诊断话语，以日记形式为基本结构，来突显容易引起对社会的批判分析的疯癫及康复主题。然而，与《狂人日记》不同的是，陈染更感兴趣的似乎不是利用这种格式（或者插入的意象）来表达一种鲜明的社会批判或对文本的"真实性进行证明"，而是深化我们对倪拗拗的复杂心理及她与过去联系的理解；对社会的批判则是含蓄的。[24]

的确，在陈染的《私人生活》中，社会并未被评判为太过疯狂。然而，虽然拗拗对真实自我的执着追寻突出表现在其分裂的主观世界，她的许多创伤性经历却植根于重要的社会和政治背景。随着她心灵的创伤和社会创伤的融合，她最终得出自己是"一个残缺的时代里的残缺的人"的结论。[24] 这一结论与同样位于更鲜明的社会批判叙事的中心地位的道德能动性和政治能动性的丧失是一致的。

正如 R. D. 莱恩（R. D. Laing）曾经所言，"我们能看见他人的行为，却无法看见他人的经历"；[25] 或者，换言之，我们可以彻底地了解某种疾病，却依然无法理解罹患该疾病的人。不管我们是相信病态地缺乏判断力的拗拗能够足够理智地作出选择，还是怀疑她那封闭的幻想世界会最终随着她而崩溃，陈染对精神疾病的描写在中国小说中是罕见的，它为人们了解"禁锢"在自己的思维里可能会是什么样的情境提供了宝贵的见解。这部小说令人信服地展现了拗拗自认为的健康正常与心理医生对她的病情评价之间的矛盾和分歧。有时候这种小说（或诗歌）对精神疾病的描写或许是最能帮助我们理解与诠释那个至今依然是那么神秘莫测的精神世界。

四、暴力与不可再现：余华

创伤是指"受某种意象或事件所支配"，[26] 这种意象或事件是一种只有通过象征手段才能得以表达的危机经历。除了历史性创伤，多米尼克·拉卡普拉（Dominique La Capra）还提出了意指并非与某一特殊事件有关而是与支配控制我们所有人的某种经历有关的"结构性创伤"的概念。[26]余华从人性的缺陷中探寻社会弊病的根源，因此较之鲁迅对中国国民性格的控诉，余华的结构性创伤又往前迈进了一步。余华（1960—　）是中国 20 世纪 80 年代历时短暂的先锋文学的代表人物之一，他的小说反映了后现代困境与先锋派写作之间的关系："萦绕整个中国现代小说史的自我解构的幽灵来到了最显著的位置"。[27]

余华是 20 世纪 80 年代初期以来一位多产的作家，因其早期小说中的人物总是受残酷命运的折磨而获得了"文学暴君"的称号。他的作品中充斥着复仇、乱伦、折磨、死刑、非理性、哥特式恐惧、毁灭、同类相食以及连续杀人的疯子。尤尔根·韦特海默（Jürgen Wertheimer）认为，"在文学与艺术对暴力的程式化过程中，基本的个人与社会需求得以表达"。[47]余华作品中的暴力并非表达社会的异化，而是象征一种强烈的自我分裂。这种类型的文学颠覆也是被茨维坦·托多洛夫（Tzvetan Todorov）称作"后极权消沉现象"的很重要的一部分。托多洛夫表示接受某种极权主义的过去"既是一个个人的、又是一个大众的心理过程"，它"植根于对近期前景的焦虑以及对刚刚发生的过去的理解的困难"。[29]从创伤理论的角度来看，余华作品中的暴力与变态意象是一种想要浮出水面的不可再现的痛苦的重要语言标志。作家通过暴力的象征意义来表达这种不可再现性，直至生存本身成为这种不可言说的创伤的一部分。这些作品最大的特点是没有"疯狂的言论"。与鲁迅那"洋溢着由理性危机和情感创伤带来的痛楚感"的文字不同，[30]余华诗意般的语言表现出来的则是一种极度的冷漠。

短篇小说《一九八六年》描写的是在文化大革命期间消失的一位研究各种刑罚的中学教师。十年后也就是 1986 年这位教师重返故乡，但是妻子和女儿都拒绝接受他。很快他变得精神错乱，幻想着用自己研究过的各种刑罚对他人进行切割。他经常在自己尖叫声的伴随下以臆想的方式切下别人的鼻子、膝盖和下身。镇上的人都知道他疯了，然而直至好奇心消失殆尽后他才转而切割自己。首先他来到铁匠铺。"这次他猛地抓起铁块往脸上贴去，于是一股白烟从脸上升腾出来，焦臭无比"。[31]然后他跑到大街上，在一大群人围观之下对自己施以中国古代五大刑罚之一的劓刑。

那锯子锯着鼻骨时的样子，让人感到他此刻正怡然自乐地吹着口琴。然而不久后他又一声一声狂喊起来，刚才那短暂的麻木过去之后，更沉重的疼痛来到了。他的脸开始歪了过去。锯了一会儿，他实在疼痛难熬，便将锯子取下来搁在腿上。然后仰着头大口大口地喘气。鲜血此刻畅流而下了，不一会儿工夫整个嘴唇和下巴都染得通红……[32]

在仔细检查并清理了钢锯之后，他又把它放到鼻子里，再"用手去摇摇鼻子，于是那鼻子秋千般地在脸上荡了起来"。身体上的痛苦反映他精神上的痛苦：一旦自己开始回忆过去，他便感觉正在失去身体。这种描绘固然令人痛苦，然而小说最无情的并不是对身体侵害的描写，而是在叙述过程中体现出来的那种赤裸裸的超脱。疯子的流血牺牲仿佛一场公共的祭祀活动，其目的是为了使自己及围观者从这个充满暴力（或侵害）的历史中得以净化。令人倍感震撼的是小说中的其他角色对疯子残暴的自虐及最终的死亡所作出的反应：他们迟钝、冷漠，甚至没有冷嘲热讽。围观的人们确实也感到惊讶，但是他们的"叹息里没有半点儿怜悯之意，叹息里包含着的还是惊讶"。他们就这样谈论着直到别的更重要的事情出现。"他们就这样坐到餐桌旁，就这样离开了餐桌"。[32]

在此类故事中，暴力本身构成全部的情节，但是如果我们相信故事的目的并非在于让读者从对暴力的细节描绘中获取愉悦的话，那么文本中必然存在着其他想要得到表达的观点。这个观点即"现实不是无法理解的便是无法言说的"。[33]在对暴力的更极端再现中，想要得到表达的正是这种意义的无从建构。然而，为了"有用"，象征性创伤（暴力）必须转化为大众能够理解的意义。如果余华将暴力作为一种象征性事实加以强调，那么对暴力的恐惧能否转化为建设性的意义？或许我们可以把它看做一种主动悲观主义，这种悲观主义展现人性残酷的各种形式，从而达到唤醒并使读者感到不安的目的。虽然有人认为余华作品中对暴力的描写近乎于"语言骚扰"（利奥塔，Lyotard），但是作家对细节描绘的冲动同样也是处于文学性和"创伤写实"中心地位的细节艺术的一部分。我们可以认为细节描写是心灵净化之所需，是书写痛苦之所需，以及正如杰弗里·哈特曼（Geoffrey Hartman）所言，是文学得以"阅读创伤"之所需。[34]

五、结论

文学疯癫阐释思维改变经历的各种方式。创伤小说，无论其利用的是历史性创伤还是结构性创伤，均阐明社会对变革的需要。对心理模仿和社会躯体的侧重说明创伤后遗症还未消失，对中国许多作家和读者而言，集体痛苦是个人痛苦的一部分，反之亦然。正是因为针对"文化大革命"与天安门事件都没有为摆脱过去（Vergangenheitsbewältigung）而作出的共同努力，所以对集体创伤的描述具有特殊的紧迫性。无论是余华与阎连科小说中的社会混乱、暴力和疯癫，韩少功笔下主要人物的蜕变及愚昧，刘恒和苏童作品中的偏执狂形象，残雪和格非作品中刻画的创伤性疯癫与残缺破败，徐晓鹤描写的精神错乱，薛忆沩、陈染和郁达夫刻画的病态自省和厌世情绪，还是哈金作品里体现的人的身份的复杂性与选择的痛苦[35]——心灵受到创伤的人"本身成为了那段他们无法完全理解与把握的历史的症状"。[36]毫无例外，这些疯癫的男男女女都是其精神错乱在不知不觉中发生的受害者。即便他们的疯癫表达"真实"，也不具有任何建设性和解放性的作用。他们当中没有人体验"思想的延伸"或自我认识的提升，也没有人显示出能够救赎他人的品质。如此非黑即白的描述或许会造成对生活的复杂性的不全面解读（或书写），但是与其说这与阅历或感受的深浅有关，不如说与文化的诉求有关。对身体的痛苦和集体创伤的描绘折射出社会的"道德沦丧"，疯癫本身成为一种慢性的创伤。凯博文（Arthur Kleinman）及夫人凯博艺（Joan Kleinman）把文学疯癫视为一种必要的社会见解，他们是这样谈论这种现象的：

> 或许那些始于幻想、梦境、痛苦的肉身和与现实脱离的恍惚状态的变化，那些保护内心世界、个人以及家庭的变化，那些使社会记忆保持鲜活的变化……那些批判和抵抗压迫的变化，最终都将通过文化——政治过程拓展成为世界的变化。[37]

文学疯癫是对社会心理空间的一种呈现，这一空间是有关受害者和施害者、表演者和观看者的分裂心理，几乎不能给读者带来任何心理补偿。然而，作家正是将这种缺失转化成有关个人和民族责任的严肃问题。他们的批判不仅指向某个衰败的体制或者历史性的创伤，而且指向那些用其无知和冷漠使之成为可能的旁观者。这样的批判绝非仅仅局限于针对中国——而是针对我们所有人。

（本文译自 Linder, Birgit. "Trauma and Truth: Representations of Madness in Chinese Literature." 原载于 *Journal of Medical Humanities* (JMH), 2011, 32: 291-303, 感谢经过 JMH 的允许使用。）

（胡志兰　译）

参考文献与注释

[1] Porter R. Madness: A brief history. Cambridge: Oxford University Press, 2002: 1.

[2] Feder L. Madness and literature. Princeton: Princeton University Press, 1980.

[3] Schmitz-Emans M. Night-sides of existence: Madness, dreams, etc. //Gillespie, G, Engel, M, Dieterle, B. eds. Romantic prose fiction. Amsterdam: John Benjamins, 2008, 140.

[4] Caruth C. Unclaimed experience: Trauma, narrative and history. Baltimore: Johns Hopkins University Press, 1996.

[5] Whitehead A. Trauma fiction. Edinburgh: Edinburgh University Press, 2004: 84.

[6] 如果孙隆基关于中国人的"身体化"倾向与"和合性格"的论述是正确的，那么中国人对心灵探索或宗教救赎或许没有强烈的欲望。无论如何，根据段羲孚的观点，从西方传统来看，那些也是有可能导致孤立和极端的自我异化的。参看：Sun Lung-Kee. Contemporary Chinese culture: Structure and emotionality. The Australian Journal of Chinese Affairs, 1991, 26, 1-41. 与：Tuan Yifu. Segmented worlds and self: Group life and individual consciousness (Minneapolis, 1982).

[7] 孟泽、徐炼. 中国历代狂士. 湖南：中国人事出版社，1996，1-23.

[8] Laurence A. Schneider. A madman of Ch'u: The Chinese myth of loyalty and dissent. Berkeley: University of California Press, 1980, 81, 65.

[9] 朱萍. 中西古典文学中的疯癫形象. 中国比较文学. 2005, 4: 124-151.

[10] Lu X eds. Gladys Yang and Yang Hsien-yi translating Diary of a Mad man. //Joseph SM, Lau, Howard Goldblatt, eds. The Columbia anthology of modern Chinese literature. New York: Columbia University Press, 1995, 7-15.

[11] Denton K. The problematic self in modern Chinese literature. Stanford: Stanford University Press, 1998, 12.

[12] Paradis K. Sex, paranoia, and modern masculinity. Albany: SUNY University Press, 2007, 5-25.

[13] Neel B. The meaning of madness. Oxford: Acheron Press, 2009, 23.

[14] Tang XB. 'Lu Xun's "Diary of a mad man" and a Chinese modernism' // Tang Xiaobing. Chinese modern: the heroic and the quotidian. Durham: Duke University Press, 2000: 49-73.

[15] Ha J. The crazed. New York: Pantheon, 2002: 12-295.

[16] Feuerwerker, Yi-tsi Mei. 'Text, intertext, and the representation of self in Lu Xun, Yu Dafu, and Wang Meng'. //Ellen Widmer, David Wang, eds. From May Fourth to June Fourth: Fiction and film in twentieth-century China. Cambridge: Harvard University Press, 1993: 167.

[17] Zuylen MV. Monomania: The flight from everyday life in literature and art. Ithaca: Cornell University Press, 2005: 167, 6-23.

[18] 关于《苍河白日梦》的部分介绍及本节的其他部分内容已发表于本人的另一篇文章。参看：Birgit Linder. Alienation and the motif of the unlived life in Liu Heng's fiction. Journal of Modern Literature in Chinese, 1999, 2: 119-148.

[19] Liu H. Howard Goldblatt. Translated by green river daydreams: A novel. New York: Grove Press, 2001, 176.

[20] Zuylen, MV. Monomania: The flight from everyday life in literature and art. Ithaca: Cornell University Press, 2005: 167, 69-78.

[21] Chen R. A private life. Translated by John Howard-Gibbon. New York: Columbia University Press, 2004: 3-213.

[22] Caruth C. Unclaimed experience: Trauma, narrative and history. Baltimore: Johns Hopkins University Press: 4.

[23] Laing, R. D. The divided self: An existential study in sanity and madness. London: Penguin, 1990: 21.

[24] Heinrich, LN. ' "Good-bye Mr. Nixon": A review of a private life'. MCLC Resource Center Publication (January 2005). http://mclc.osu.edu/rc/pubs/reviews/heinrich.htm.

[25] Laing RD. The politics of experience. New York: Pantheon, 1967: 17.

[26] Whitehead, A. Trauma fiction. Edinburgh: Edinburgh University Press, 2004: 5; Caruth, C. Unclaimed experience: Trauma, narrative and history. Baltimore: Johns Hopkins University Press: 5-13.

[27] Yang XB. The Chinese postmodern: Trauma and irony in Chinese avant-garde fiction. Ann Arbor: University of Michisan Press 2002: 3.

[28] Wertheimer J. Ästhetik der gewalt: ihre darstellung in literatur und kunst (Aesthetics of Violence: Its Representation in Literature and Art). Frankfurt am Main: Athenäum Verlag, 1986: 10.

[29] Todorov T. Post-totalitarian depression. The New Republic, 1990, 25: 23.

[30] Gang Y. The mouth that begs: Hunger, cannibalism, and the politics of eating in modern China. Durham: Duke University Press, 1999: 224.

[31] Yu, H. translated by Andrew Jones. 1986. //The past and the punishments. Honolulu: University of Hawai'i Press, 1996: 154.

[32] Yu, H. translated by Andrew Jones. 1986. //The past and the punishments. Honolulu: University of Hawai'i Press, 1996: 157-172.

[33] Seel M. 'Gerechtigkeit gegenüber dem Heterogenen? Ein neuer Sammelband über das Erhabene' (Justice toward the heterogenous? A new anthology on the sublime). Merkur, 1989, 43: 920.

[34] Hartman G. On traumatic knowledge and literary studies, New Literary History, 1995, 26 (3): 537.

[35] 感兴趣的读者可以通过访问俄亥俄州立大学的中国现代文学与文化在线资源中心获取有关上述提到的作者作品的翻译和二手资料的详尽的英语文献。

[36] Caruth C. Unclaimed experience: Trauma, narrative and history. Baltimore: Johns Hopkins University Press: 5.

[37] Kleinman A, Kleinman J. How bodies remember: Social memory and bodily experience of criticism, resistance, and delegitimation following China's cultural revolution. New Literary History, 1994, 25 (3): 721.

"疯狂"的影像解读

——当代中国电影中的精神失常因素

李莎（Patrizia Liberati）

一、前言：西方与中国的疯狂

1. 疯狂与历史同行

古时在西方，"疯狂"这一词汇无差别地被用来指类似于精神分裂症、情感性精神病、抑郁症和躁狂症的精神失常状态。当时疯狂的表现不被视为心理失常，而是把它归为神的惩罚或鬼附身的结果。比如说，古希腊神话故事和荷马史诗中疯狂也是神的介入来影响人命运的结果。[1]因此神话故事里有被赫拉女神逼迫发疯的赫拉克勒斯杀了妻子与儿子们；荷马史诗里有统帅阿伽门农过了一阵儿疯狂的激动后说："其实，这并不是我的罪过。那是宙斯、命运女神和复仇女神让我在那次的群众大会上丧失了理智，因此，我犯下了过错"（《伊利亚特》第十九卷）。[2]

到古希腊医生希波克拉底（Hippocrates，公元前460—377）[3-5]和古罗马皇家医生盖仑（Galen，公元129—216）[6]提出和发展的"气质体液说"时，才开始把精神失常作为科学研究的对象。其中，他们认为"melancholia"等于我们所理解的"抑郁症"，是黑胆汁（四种主要体液之一，其他为血液、黏液和黄胆汁）的分泌过多而引起的。

这一鬼附身的概念曾在不同的历史时期被反复提出来，主要作为社会控制的有效工具与污名化和"标签理论"（labelling theory）的实践表达。例如在中世纪"疯人"这一标签是用来对付女巫和异教徒的手段。[1]

在欧洲启蒙时代，按照关于社会和国家理性主义理论的要求，打破了精神病院的笼子，折断了疯人的铐子并把他们解放了出来。贺加斯（William Hogarth，1697—1764）描绘的《一个浪子的堕落历程》（*A Rake's Progress*）（1733）的最后一幅图（即第八图）就展示了当时伦敦贝德兰姆精神病医院（Bethlehem or 'Bedlam'）的实际情况。[7]医生菲利普·皮内尔（Philippe Pinel）于1795年把巴黎的比赛特医院（Bicêtre Hospital）和萨勒贝特里埃医院（Salpêtriere Hospital）的疯人放出的绘画描写，也给我们展示了那个时期对精神病问题相对民主的态度。[1,8]

到了18世纪末和19世纪，"疯狂话语"又一次登场了，当时的"歇斯底里说"也开始用来阐释与分析女人的心理变形。当代世界的疯狂有着各种各样的形式现状及表达方式，有时它被当作对他人歧视和压迫的有效方法而出现，有时它成为隐藏于视觉市场这个"搞钱"产业的主题语境。可是疯狂也表达着人们对社会的抗议和不满意见，或是属于创造性思维灵感寻求表达的渠道。疯人有时是恐怖的恶魔，有时是谈论真理的贤人。

李莎（Patrizia Liberati），意大利驻华使馆文化处，2012年诺贝尔文学奖获得者莫言作品的意大利文翻译，北京大学艺术学院博士在读

总而言之，疯狂往往是以一种外行知识范畴与话语给反社会过激行为贴上的标签。可是我们也不该忘记的是，也正由于它本质的不稳定性，疯狂在医学上的阐释是非常难以展开和实行的。

2. 身体的狂欢节与文学弄臣

需要说明的是，本文选择使用"疯狂"一词（不用精神病、精神失常、神经错乱、神志不清）是来指出一种易变的、不稳定的、多维度的生存状态和社会存在的极端性经历。对每个人都会接触的理智与非理智之间的特殊空间进行探讨，并引起大家的思考，这是本文的主要目标之一。从福柯（Michel Foucault）对疯狂的探索，[9]到阿多诺（Theodor Adorno）对启蒙时代理智概念的进攻，[10]再到巴赫金（Mikhail Bakhtin）对狂欢节精神的理论，[11] 20世纪的许多思想家都认为文艺创造的叛逆表现（也包括疯狂）具有强烈的颠覆性潜力。疯狂与狂欢节都可以视为对叛逆的比喻，它们让艺术作品有了一种寓言式的教育功能，给艺术文本增加了无穷的能量。具体地来讲，疯狂就是身体的狂欢节与"Fool"的活动空间。莎士比亚戏剧中的傻瓜或弄臣（实际上"Fool"在英语里是"愚人"或"疯子"的意思）没有任何具体的信仰。他反抗法律、正义、道德的表面做戏，一律不信任自然顺序或超自然界的存在，或不相信神会做恶善报应的类似概念。因为"Fool"知道只有真正的疯子才会把世界误解为理性的。[12]实际上《狂人日记》的狂人、《白光》中的陈士成、《长明灯》中的疯子，这三部鲁迅小说中的主人公都是"Fool"的表现。他们表达了作家对当时传统社会对人压迫的抗议，他嘲笑普通人的无知、愚昧、迷信的行为。

3. 中国的疯狂程度

古代中国的"疯狂程度水平"跟西方在程度上有些许不同，中国神话与典故的人物基本上都保持思路清晰，里面没有多少疯人（嫦娥也许是例外，可她毕竟是女人）。中国的传统医典《黄帝内经》在其医学定义与治疗方法中，把疯狂纳入其他身体疾病中：《灵枢·癫狂病》第二十二篇："风逆，暴四肢肿，身漯漯，唏然时寒，饥则烦，饱则善变，取手太表里，足少阴阳明之径，肉清取荥，骨清取井、经也"。在《内经》的总体医学观里，虽然提到了狂症、肝风，可是"五志"和"七情"也没有一种独立的、自律的系统阐释。[13]

由于中国哲学与政治制度本质的特征，从社会秩序与法制构造的角度来讲，中国对于疯狂表现的理解总是先当它是疾病，后才将其视为犯罪行为。[14]疯人一直都是家族和家庭的责任，保持社会稳定及管护精神病病人是亲戚和家属的义务。[15]

可是，中西方一样都对疯人保持着不信任的态度。蒲松龄在《聊斋志异》的"自序"中提到过："甚者：人非化外，事或奇于断发之乡；睫在眼前，怪有过于飞头之国。遄飞逸兴，狂固难辞；永托旷怀，痴且不讳。展如之人，得毋向我胡卢耶？"他不打算控制自己的疯狂，但是也担心"正常人"会嘲笑他的狂言。《聊斋志异》完成于1680年。几乎在相同的时间（1684），英国剧作家纳撒尼尔·李（Nathaniel Lee，1653—1692）[16]被家属扔进伦敦贝德兰姆精神病医院，他在呐喊："他们说我是疯子，我说他们是疯子，可是该死的，他们以多数票击败了我！"。[17]屈原的《离骚》与李长吉（李贺）诗歌中所提到的牛鬼蛇神，莫非也是屈、李两位怪才所经历的鬼附身的描写吧？[18]

虽然"楚狂"屈原的疯狂是一种抗议的表现，可是在不同历史时期和社会环境里，疯狂也是创意的坐骑。中国对创造者具有各种各样的名称，如鬼才、天才、怪才、奇才。诗人李白、画家八大山人、书法家张狂的艺术成就，其中都表现出某种程度上的疯狂。中国文学史里，类似女性抑郁症（也能看到"歇斯底里"的影子）的精神失常表现也很多。痴情的、虐心的、心伤的女人们在中国文学里也会找到自己的发挥余地——杜丽娘，先记载于话本"杜丽娘慕色还魂记"后发展到《牡丹亭》的女主人公；杜十娘的传奇"怒沉百宝箱"发展到冯梦龙的《警世通言》的故事里；《红楼梦》的林黛玉也可以被视为是女性疯狂的表现。

4. 西方式疯病传染到中国

正宗西方式的精神病概念和定义很晚才进入中国。1898年美国医学传教士嘉约翰（John Kerr, 1824—1901）[19]建立了芳村"惠爱医癫院"（民间习俗称为"癫狂院"），是中国第一间精神病专科医院。弗洛伊德心理分析理论最早由汪敬熙（《本能和无意识》，1920）[20]和朱光潜（《福鲁德的隐意识与心理分析》，1921）[21]翻译成中文的。

经过了"五四运动"的哲学性和文学性描写（如上述所说的鲁迅先生的作品）的高潮之后，疯狂与精神疾病的学术研究沉默了很久。直到20世纪80年代，弗洛伊德的精神分析理论经历了重新兴起的时期，甚至可以说在1985—1986年有了一种"弗洛伊德热"。[22]那个时期对于疯狂的文学表现有很多：余华的《现实一种》（1986）、残雪《山上的小屋》（1985）、韩少功《爸爸爸》（1985）等。并且在张洁、王安忆、张贤亮、张欣欣、张承志、莫言、刘恒、贾平凹、王朔、苏童、铁凝、林白、陈染的文学作品里都可以找到弗洛伊德主义思想的影子。在20世纪80年代文学作品里，许多超现实风格与主题都可以理解为弗洛伊德式的潜意识重新浮出历史表面的展现。

通过上述所讲的疯狂话语在西方与中国的各种各样的演变和发展，可以把"疯狂"理解为具有历史性与文化性特征的社会现象。同时也不难发现，疯狂的影视"再制"是从不同的历史背景和不同的文化形象得到的启发与灵感。电影中的疯狂经常是人类潜意识里的许多疯狂意象的凝固性产物。[23]

本文从中国电影史中找到的案例，介绍并分析几种疯狂表现的展示和使用：有的把疯狂当做生存的手段，或把它作为女人的"专利"，还有用来疗治历史的创伤，或来讽刺当时社会，[24]最终也用来满足存在于人类心里对恐怖、刺激、卑贱的需求。

二、装疯有理——疯狂作为生存手段

1. 艺人的假相

电影《龙须沟》（冼群导演，1952年）的情节主线划出了一个街头艺人的生活故事——他的发疯坠落和恢复正常的历程。旧社会的程疯子原来是程宝庆，一名唱"数来宝"的天桥艺人。因为不同意给日本人和汉奸表演所以被痞子暴打，不许再登台。他住在臭沟旁的一个破土屋，天天疯言疯语地思念自己的过去："想当初，在戏院，唱玩意，挣洋钱，欢欢喜喜，天天像过年！受欺负，丢了钱，臭鞋、臭袜、臭沟、臭水、臭地，熏得我七窍生烟！"以外城的破烂、平民的痛苦为背景，故事描写北平解放前后的状况，并且通过消除贫民窟运动来象征1949年以后新都市、新生活的开始。在社会最底层的人群里，程疯子的艺人身份给予他一种声望与崇高，而他的疯病更便于他讲出锐利的真言。可是与此同时，程疯子也是这个世界里的弱者，他不具备动刀枪、参加游击队、做地下工作的能力，他只能以"数来宝"来表示反抗。作家老舍作为原创作者的意图也许也包含着这是一种对自己身份的反思：脑力工作者（知识分子）在革命工作中虽然不动刀也有决定性作用，如果不让他们发挥自己的创造力，他们就会变成疯子。后来北平解放了，人民政府平整道路，治理臭沟，程疯子不再疯了。可是在1966年"文化大革命"刚开始，由于当权者不让老舍先生"唱"了，他不再具备"发疯"的生存能力，于是他就跳湖自尽了。

2. 英雄的本色

从北平城外转到《烈火中永生》（水华导演，1965年）里描写的重庆歌乐山也可以找到用疯狂来自我保护的例子。故事题材的来源是罗广斌、杨益言（作者和编剧）与其他脱险战友的真人真事的记录。他们把狱中与敌人斗争的经历先写成了一本革命回忆录，后写成了一部小说《红岩》（1961），之后被改编为电影。

中美特种技术合作所是国民党军统局和美国部队在1942年合作建立的，有两处监狱，一处叫渣滓洞，另外一处叫白公馆。合作所的中方负责人是戴笠，他是国民党秘密特务机构的头子（中国的希姆莱），共产党的"眼中钉"，中国当时最可怕的人之一。在白公馆里，"疯老头"（原型是革命英雄韩子栋）被捕后借给敌人干杂活的机会，与狱外党组织取得了联系并且接受党的指示，长期以疯子的身份隐蔽下来。很多被关在监狱里的地下共产党员在"疯老头"的帮助下成功地越狱了。

影片中主要暗示的信息是"狂人是自由的，他们的眼睛是雪亮的，只有他们能够预见中国的光明未来"。在宏大的战争世界里，只有一个"疯子"是可以随便活动的，他伪造的精神失常的形象使他成为隐形人，对敌人表面上没有任何危险性。每次疯老头出现在镜头里太阳总是灿烂的，与监狱里的黑暗产生明显的对比。他在作品里的"诗歌上的破格"给他特殊的力量。在制造革命神话的现实主义艺术作品中，这部影片占有着很重要的地位，它的寓言性人物刻画为革命的起源提供了阐释，凝固了斗争的基本原理，展示了新社会制度的正确性。

三、女人的"专利"

1. 女性疯狂的科学依据

几个世纪以来，女性与疯狂常被归在同一领域里。可以说她们与它存在于一个同心圆的空间里，而这个空间的核心就是"正常"的男性。癔症（hysteria）即"歇斯底里"，在古希腊语中意为子宫。当时希波克拉底创立了子宫游走学说，认为子宫四处游走导致了女性的疾病。由于这种思想，18世纪对女性精神病病人经常以切除子宫作为治疗手段。虽然解剖学后来否定了这门理论，可是医师一直认为子宫对心理与精神生活有很强烈的间接性影响。到了19世纪，"歇斯底里"与女性几乎成为了近义词[25]。让·马丁·沙可（Jean Martin Charcot，1825—1893）、[26]西格蒙德·弗洛伊德（Sigmund Freud）与布洛伊尔（Joseph Breuer，1842—1825）[27]通过他们关于歇斯底里症的研究与分析，终于把病状与心灵活动联系了起来。在19世纪50年代的西方，初步的统计确定了在精神病院里，女性病人的数量大大超过了男性。从这里分析疯狂作为性别疾病的研究者看出了一个明显的转向，因为之前的疯狂舞台的主角似乎都是男性。从此，女人就在"疯狂年鉴"里占据了很重要的地位。她们的症状在18世纪、19世纪是癔症和情绪失控（emotional discontrol），到了20世纪与21世纪就变成了季节性情绪紊乱（seasonal affective disorder）、妄想症（delusional disorder）和情感型双极性疾病（bipolar disorder）。精神病治疗从入院、保护性约束的使用、电休克治疗、精神外科手术到接受心理治疗、服用影响心理状态的药物，可以说医学的视线一直盯在女人身上。与此同时，女人经常也是精神病医师误诊、误治的对象，成为了各种各样医学权力游戏的受害者。

由于上述的原因，精神病作为女性疾病[28]的概念与描述充满了文学与文化的视野。19世纪和20世纪期间可以说艺术性的疯狂表现就是女人的专利。由早期浪漫主义至19世纪末的感情剧，从巴黎萨勒贝特里埃医院、伦敦贝兰德姆精神病医院的女病人做戏似的激动到维多利亚时代的痴情的、忧郁的处女形象，"女疯子"无处不在。著名的女作家夏洛蒂·勃朗特（Charlotte

Brontë，1816—1855）、[29]弗吉尼亚·伍尔芙（Virginia Woolf，1882—1941）、[30]西尔维娅·普拉斯（Sylvia Plath，1932—1963）[31]创作了许多有影响力的精神失常主题的文学作品。

2. 女性疯狂的视觉表现

可是在20世纪初的中国，关注女性的磨难以及阐述女性的疯狂表现，基本上还是男性知识分子的义务。由他们（而不是她们）来讲出下层阶级文盲女性的社会遭遇。经常这些女人是匿名的，像祥林嫂那样（她的第一个丈夫的名字是祥林，她就是祥林的妻子），关于她们的故事是对被历史遗忘的受压迫客体的阐释。《祝福》（桑弧导演，1956年）是从作家鲁迅发表于1924年3月《东方杂志》的短篇小说改编而成的电影。祥林嫂守寡后被迫第二次出嫁，在丈夫和孩子死了以后，不让她端祭祀品，嫌她不干净。为了摆脱封建社会对她的指责和排除，祥林嫂作出了她一辈子唯一的主动的"选择"——发疯及自杀。

《大红灯笼高高挂》（张艺谋导演，1991年）里的颂莲是一名充满妇女解放理念的大学生，因为家庭破产才到豪门陈氏的"功能失调家庭"当四姨太太。在这个包办婚姻中她只不过是被动的傀儡，得不到尊重或关心。颂莲见证了封建传统家庭各式各样的冲突与矛盾，同时被视为反抗与捣乱的因素。她的行为导致了自己被排斥和孤独，于是产生了自我毁灭的意念："点灯、灭灯、封灯……我是无所谓了。我就是不明白，在这个院里人算个什么东西？像狗，像猫，像耗子，什么都像，就是不像人。"后来自己醉酒不小心将梅珊（三姨太太）跟高医生的关系告诉了二姨太太卓云。三姨太太被陈家的佣人"自杀"了以后，她的房间闹鬼了。

实际上，是颂莲亲眼目睹了凶杀以后，把三姨太太屋里所有的红灯笼点亮的。电影的叙说里，她先被比喻成了鬼，最后因为走投无路，离不开陈氏家庭，就"选择"了疯狂。颂莲的疯狂场景在导演张艺谋的拍摄手法下有了独特的风格。多重影子产生仿佛有十个、一百个、一千个颂莲的效果。一群女人都无目的地在陈氏大院子里晃来晃去，暗示着试图声讨父系制度而被判处有罪的所有女性，象征着悲剧是无数次地在重演的事实。父系社会用疯狂"指责"颂莲，因为她敢凝视罪行、声讨罪行，因为她挑战了社会传统概念，挑战了男性权威和权力。

《祝福》作为一个20世纪50年代拍摄的作品，其提喻（synecdoche）比较清楚易懂。"祥林嫂这个勤俭善良的女人经受了数不清的苦难和凌辱之后，倒下了，死了。这是四十多年以前的故事，这是过去了的时代的故事。应该庆幸的是，这样的时代终于过去了，终于一去不复返了"。电影结局的旁白词是作者以"解围之神"（deus ex machina）的角色来解释与总结这个故事。作为革命电影史的经典杰作，《祝福》必须表达当时当权者的最后判断。观众看完了悲剧后可以由此得到安慰，上述几句话表示对新中国成立后的社会局面的赞同和对未来充满希望的态度。

《大红灯笼高高挂》的提喻反而有后现代主义式的典型性特征：它的主旨有难懂、复杂甚至朦胧的含义。我们看到了欺骗和暴露、背叛和反攻性报仇，而没有任何作者讲出帮助解码或给予安慰的台词。每个人按照自己的经历和信仰可以找到不同理解、解读电影的一把钥匙。电影的开头与结尾照样有一位新姨太太进入陈家，在因果性的轮回中又有一位新的受害者代替老的受害者登场。这里的红灯笼也有一个主要象征意义：平常在中国传统中代表庆祝的用具，在这里是社会程序错乱的象征，是女性物质化的象征，是女人受压迫的代表物。女人就是一次性的红灯笼，由主人来决定什么时候点灯，什么时候灭灯，什么时候封灯。[32]

不论是提喻清晰的《祝福》或提喻模糊的《大红灯笼高高挂》，现代或后现代的艺术作品里疯狂表面上作为女人的"选择"，实际上是社会把她们排除在外，剥夺她们权力、给她们贴标签的表现。

四、心理应激的处理法

1. 十年的精神伤痕

在"文化大革命"的结尾、粉碎"四人帮"以后,出现了许多被称为"伤痕电影"[33]的作品。伤痕文学与伤痕电影的主要目标是帮助中国人处理、消化十年期间受到的身体与精神折磨,以及消解心理与精神的创伤。伤痕影视作品都是在当时的国有制片厂系统性制造的。20世纪80年代共产党意识到十年动乱对人性感情造成了巨大破坏,因此通过揭露早期的反右运动和"文化大革命"时期的过分行为与暴力,突出政府与人民共同的痛苦,来试图重新建立老百姓对当权者的信任,并且为邓小平的经济改革与对外开放政策增加了合法性和可行性。这个时代富有代表性的伤痕影片有《生活的颤音》(滕文骥、吴天明导演,1979年西安电影制片厂)、《巴山夜雨》(吴永刚、吴贻弓导演,1980年上海电影制片厂)、《天云山传奇》(谢晋导演,1980年上海电影制片厂)、《小街》(杨延晋导演,1981年上海电影制片厂)、《牧马人》(谢晋导演,1982年上海电影制片厂)、《城南旧事》(吴贻弓导演,1983年上海电影制片厂),[34]一直到1986年拍摄的《芙蓉镇》(谢晋导演,上海电影制片厂)等。总而言之,"文化大革命"后,20世纪80年代初所拍摄的电影都颇有情感剧的意味,可是电影的讲述让疯狂有了"卡塔西斯式"作用。古希腊语"卡塔西斯"(catharsis)就是情感宣泄的意思。在心理学研究里,这是一种通过反思过去事件,达到将心理上残留的污秽物排泄出去的方法。目标是让潜意识的痛苦浮于脑海表面之上。重新讲出自己的残忍故事是古老和现代的经典精神治疗法,它会帮助人用一种冷静的眼光剖析过去的经历,完成一种哀伤的过程及解开心灵的结节。

2. 现实的荒诞悲剧

在1979年拍摄的第一批伤痕影片里,有两部以疯狂为主题的作品:李文化导演的《泪痕》(北京制片厂)和杨延晋、邓逸民导演的《苦恼人的笑》(上海电影制片厂)。

按照"三个突出"[35]革命现实主义的艺术原则,在《泪痕》的开头我们马上遇见了英雄人物,即新上任的县委书记朱克实,和正面人物及受害者"疯女人"孔妮娜。朱克实针对县领导干部的可疑管理和复杂历史问题,揭露了前任县委书记曹毅(孔妮娜的丈夫)"上林彪贼船"的诬告,破解了他被谋杀的罪案,最后给他平反冤假错案。于是,孔妮娜讲述了她过去的苦难和逼她装疯的历史情况。作为孔妮娜叙述的背景先有黑天、雷电、暴雨;她把心灵中的痛苦讲出来以后并得到平反时,背景音乐变成安抚性的、平静的;窗外是晴天,灿烂的阳光下春花盛开、燕子飞来,世界太平了,光明的未来在人民面前展开。

《苦恼人的笑》中的故事情节和拍摄方法反而完全脱离了社会主义、现实主义的传统模式。报社领导让记者傅彬写一篇赞同对知识分子进行考试的文章,可是他亲眼目睹了老医生在考场所受到的严重侮辱后,不愿意在报纸上制造谎言并因此烦恼。矛盾中的傅彬开始妄想,幻想自己是一位杂技演员,为了在这个颠倒的世界里生存必须学走钢丝。他想,"人,真苦恼,为什么有一个会思考的脑袋呢?"。他去请教自己的老师,那位老记者让他妻子——"一位被遗忘的著名女演员"朗读鲁迅的文章《立论》。老先生听完了以后又哭又闹,表示精神错乱。老妇人告诉记者老伴患了初期的精神病。这个对傅彬应当是一种答案,一种解决问题的办法。可是他既选择不疯又拒绝写文章。虽然在他周围的人当中"撒谎成为一种职业",他最后保持纯净,被抄家,被捕并送进囚车。这部影片可以视为电影制造者对一段混乱的、是非颠倒的、非理智时代阐述的代表作。通过独特的拍摄风格，导演杨延晋和邓逸民的作品很像一个万花筒，里面可以看到传统老电影的继承痕迹和外国电影对第四代导演的影响。影片容纳一系列的拍摄技巧，有横摇镜头、推拉镜头、多重荧幕、单色镜头、慢性镜头。它也充满了启示与梦境的交换，还有颜色俗丽的幻想情景。《苦恼人的笑》在这个时代的电影当中，给我们提供一种稀见的"荒诞戏剧"，给疯狂话语也增加了一个典型的案例。无论是革命现实主义作品还是当代超现实主义戏剧，80年代初所创造的影片中的疯狂表现都可以视为发泄、分析、处理痛苦记忆的心灵操练。

五、社会批判工具

1. 文化流氓的社会贡献

在20世纪末的电影史中，也可以找到一些有趣的疯狂表现，主要是文化痞子兼英雄王朔与他的朋友冯小刚所创作的作品。王朔是20世纪80年代末在中国文坛出现的异端现象，一位被称为"文化流氓"的非常成功的作家。关于冯小刚，虽然我们现在只记得他执导的成功主流作品《集结号》《唐山大地震》《温故1942》，可是冯导也有叛逆的时候。当我们回头看他的影视艺术生涯，90年代的三部电视剧作品《一地鸡毛》《月亮背面》和《情殇》，还有一部电影《过着狼狈不堪的生活》，因为严厉批判现实而遇到了麻烦。

《我是你爸爸》（王朔导演，1996年拍摄，2000年在瑞士洛加诺电影节初次上映）改编自王朔于1991写的同名小说，由王朔亲自执导（这是王朔这位作家的唯一导演经历），执行导演兼主演是他的好朋友冯小刚。这部影片一直禁止在国内发行和放映，它嘲笑和讽刺老百姓对当权者的传统全盘接受和服从的态度，主要情节围绕着一个窝囊父亲与他的叛逆儿子之间的关系。王朔和冯小刚，这两个"坏小子"的创作很有欣赏力并引起深刻反思，有恶毒的批判作用，是蕴含着悲剧、喜剧、闹剧与荒诞戏剧的混合物。电影里与疯狂有关的片段所描述的是他们的邻居——一名失业的演员，因为突然发疯而被"爸爸"带进精神病医院。深更半夜从外边看像鬼屋、从里边看像监狱的巨大建筑物，显得非常令人畏惧，这是有规训和惩罚含义的监督管理制度威胁性的隐喻。藏于黑暗里的一个矮人医生在爸爸回答了几个简单问题以后把他扣下来，却放走了患有精神失常的演员邻居。两个虎背熊腰、持棍子的男护士把父亲吓坏了，最后他承认自己有病而主动吃药、接受治疗。在电影创作者的批判性话语中，明显突出了几个方面：我们生活的荒诞世界里到底谁是真正的疯子？有时现实情况逼着没病的人倒说自己有病，精神病治疗机构作为一种工具，经常用来为把抗议者的声音淹没在疯狂呐喊之中。

2. 在笑声中深思

在电影《大腕》（冯小刚导演，2001）里，国际大导演泰勒在大陆正拍影片时，突然发生创意阻塞、抑郁症、被投资者解雇的一系列情况，因此他突发心肌梗死入院了。泰勒让摄影师尤尤——原来被聘用来做电影拍摄过程纪录片的人，给他准备一场"喜丧"，却因准备费用太高而把丧葬的版权卖给了投资者、广告公司作为赞助商。后来泰勒恢复了，尤尤借来的金钱还不上了，所以为了逃避债主尤尤假装精神病躲到医院去。

这家国际性精神病医院从第一眼看像一个会议室（背后有一幅拉斐尔所画的《雅典学派》复制品的巨大壁画，画下边扎着一堆世界各国的国旗），全球最强的经济投资专家在讨论理财的各种方法，随后随着镜头的移动，我们发现这里是一个病房。著名导演何平（《双旗镇刀客》，1989）也在其中。他们讨论的台词非常精彩，也引起我们反思：

"中国的音像产业这油水大了,我跟你讲,中国现在有二千七百万台DVD,每一台机器每年消费十张DVD,每一张DVD,我们抽一块钱版税。这一块钱乘十是十块钱,十乘二千七百万……没错,这就是两亿七千万呀!"

"想靠电子商务挣钱的都是糊涂蛋!网站就得拿钱砸。高薪聘几个骂人的枪手,再找几个文化名人当靶子,谁火就灭谁。网站靠什么?靠的就是点击率。点击率上去,下家跟着来了。你砸进去多少钱,加一零直接就卖给下家了,有人谈收购立马就套现,给你股票你都免谈。你要感兴趣投个八百一千万。我保你一年挣一个亿。我说的可是美金啊!"

"一定得选最好的黄金地段,雇法国设计师,建就得建最高档次的公寓,电梯直接入户,户型最小也得四百平米。什么宽带呀、光缆呀、卫星呀,能给他全给他接上。楼上有花园,楼里有游泳池,楼前站一个英国管家,戴一假发,特绅士的那种。业主一进门甭管有事没事都得说:'May I help you, Sir?'一口地道的英国伦敦腔,倍儿有面子!社区里再建一所贵族学校,教材用哈佛儿,一年光学费就得几万美金。再建一所美国诊所,二十四小时候诊。就是一个字:贵!看感冒就得花个万儿八千的。周围邻居不是开宝马就是开奔驰,你要是开一日本车,你都不好意思跟人家打招呼!你说这样的公寓一平米得卖多少钱?我觉得怎么着也得二千美金吧?二千美金?那是成本!四千美金起。你别嫌贵,还不打折。你得研究业主的购物心理,愿意掏二千美金买房的业主,根本不在乎再多掏二千。什么叫成功人士,你知道吗?成功人士就是买什么东西,都买最贵的,不买最好的!所以,我们做地产的口号就是:不求最好,但求最贵!"

在这个精神病医院里,对话象征着全球的市场局面,也可以是改革开放以后的中国,反正导演在讽刺"疯狂"的投资、不顾一切地追求利润、无所不在的物质主义。一堆缺乏诚信的企业家们都在做大梦为了骗大钱。在另一个场景,尤尤面对着坐在阶梯高台的专家(观众可以把他们看成象征着考场的老师、面试的雇佣者、讯问的法庭),他们是要检测尤尤的精神情况的医生。尤尤好像不怕把这个事搞砸了,给他们讲了个笑话:

"有那么一家疯人院,疯人院病人太多,都是傻子。医院里的医生和护士人手又不够,院长就想了一个主意:用病人管病人,每层楼里选一个病人当楼长。当然得选那种神志比较正常的。于是院长就来到了一楼,他拿着个苹果问他们:"这是什么?"好多病人摇头,这时候突然有一个病人举手。"我知道。"院长说:"你说,你说。""苹果"。院长说:"干什么用的?"。"吃的"。院长说:"好,你就是一楼的楼长"。院长又来到二楼,他拿了一个香蕉问病人:"谁能告诉我这是什么?"病人都表示不知道。忽然又有一个病人举手:"是香蕉"。院长问:"干什么用的?""吃的"。院长问:"怎么吃啊?""剥开吃"。"好,你就是二楼的楼长"。院长又来到了三楼,他拿了一个……那个……有一大喇叭,还有一摇把。那是……那是什么什么来着?(在测试尤尤的一个医生就回答)"留声机"。"你就是三楼的楼长"。

上面又是典型的冯氏幽默,他利用职权颠倒的手段来讽刺眼前局面。精神病医院的两个场景是来强调电影虚构与现代现实之间的界限越来越模糊。后来冯导好像意识到自己太过分了,因此在推拉镜头之后虚构导演泰勒也叫:"卡(cut)!"。突出"戏中戏"、后设电影(metacinematic)结构的主要目的就是调淡这部恶毒讽刺当代中国现实的电影的效果。[36]

六、从悲剧中获利

1. 心中的偏见

电影是艺术创造,也是无情的商业活动,它创作的指导心理经常是"跟着金钱走"。因此,有时它的推动力是民粹主义和卑劣狡诈。电影制作者为了满足观众的需求,尽可能在影片里加上变态因素,演员也为了获得电影节奖尽可能选择扮演有心智障碍或有多重人格异常的角色。因为普通人对失忆症或其他类似异常行为有着一种迷思、兴趣和恐惧混杂的情感,所以编剧与导演经常选择用疯狂这样的强烈视觉效果作为电影题材。[37]可是电影工作者对精神病的知识也是从电影中学到的,肯定不是书上看到的或临床观察到的。

电影里关于精神病的简单化概念,即只能通过揭露隐藏于潜意识的巨大的黑暗秘密,病人才可以从痛苦中解放出来,很快就变成了恐怖电影的主要题材。恐怖电影制作者的注意力不仅高度集中于发病期间会产生暴力的那一小部分的精神病病人,还更着重于精神病暴力以致凶杀的那一微小部分。不会导致凶杀的精神障碍表现对于他们来说没有戏剧性、不够刺激。1960年希区柯克导演《精神病患者》(Psycho)开创变态杀手电影类型的先河。这部影片与其他希望能当做它的理想续篇的电影一起,都把暴力与精神病合并对待,把精神分裂症与多重人格障碍同台对谈。凶手的人格分裂(即类似杰克医生/海德先生的心理变态)引起观众对精神病病人的消极态度。电影惯例中杀手平常是一个温和、文静的人,他/她突然地、令人费解地从好变到坏,从温柔变身到暴力。

电视新闻编辑的第一个规则是"If it bleeds it leads"(如果新闻的内容充满了流血事件,它总会出现在头版),[38]这在电影工业也很有代表性。电影观众喜欢看暴力,而且对他们来说,"我们之间的狂人"的形象具有很强的卖点。暴力性精神病的故事在电影创作中的推动力和吸引力完全不次于嗜酒成性的警察或者有金子般心灵的妓女的故事。《闪灵》(The Shining,斯坦利·库布里克导演,1980年)、《沉默的羔羊》(The Silence of the Lambs,戴米导演,1991年)、《七宗罪》(Se7en,大卫·芬奇导演,1995年)都是这种"疯狂剥削"的经典之作。[39]

精神变态狂、患精神分裂症的凶手、连环杀手、哥特式的精神病医院与它所隐藏着的骇人秘密,都是商业恐怖片的关键因素。所以在已有的"黑人剥削电影"(blaxploitation)、"汽车剥削电影"(carsploitation)、"青少年剥削电影"(teensploitation)、"修女剥削电影"(nunsploitation)等类型中我们也许也可以加一个新的类型"疯狂剥削电影"(madsploitation)。

很值得研究的是,中国恐怖电影史里普遍由变态泼妇(psychobitch)当主角,中国精神变态杀手影片里的主人公十之八九都是女人。对女性有恐惧感,认为女人有危险性的概念都有着历史与文学的依据。从17世纪的中国文学可以提炼出来这些危险女人、泼妇(shrew)、恶妇的典型形象:她们经常无儿无女、有嫉妒心、对男人会有致命甚至致死的魅力。这种女人经常生活于社会制度之边缘,可能是处于青春期的年轻女性,她们的身体经常像冰块一样冷。她们是野性的、不能抑制的(untamed),对男性产生诱惑的,但是这对她们也意味着无休止的危险,她们使男人从生活正道偏离方向。这种女性会吸收男人的"精",使他们的心灵失去平衡,导致他们的毁灭。只有强有力的宗教人士或侠客(一种已经放弃性交的贞节男性)才能征服她们。

危险恶妇的类型化人物在16世纪末、17世纪中国文学中的出现并非突然。[40]许多关于致命女性的描写都可以归为历史记载、传奇、逸话、笑话、幽默散文、民间传说。我们这里只需看几个例子:吕后对戚夫人的处理即"人彘事件"(《史记·吕太后本纪》);唯一一篇单独为女性做的传记);凶狠的武则天女皇(关汉卿曾写的元代杂剧《武则天肉醉王皇后》);把光宗皇帝逼疯的李凤娘(明朝古代禁毁言情小说周楫著的《西湖二集》第五卷里的"李凤娘酷妒遭天谴");明朝经典《水浒传》中的潘金莲,卖人肉包子的孙二娘,影响兄弟悌道、威胁父系霸权的阎婆惜和潘巧云;蒲松龄《聊斋志异》中的故事《马介甫》惩罚朋友杨万石所娶的恶妇的描写,一直到关于慈禧太后的民间戏说。

2. 变态疯妇亮相

中国电影史的女性疯狂表现有几个例子值得一提,比如《妄想》(彭顺导演,2006年),在这部节奏很紧张的心理惊悚片中,彭顺导演带领了我们进入一位年轻女性的孤独而偏执的世界。那里现实和幻想之间的边界变得病态地模糊不清,过多的爱情也可以导致可怕和致命后果。性格阴沉的、情绪不稳定的梁咏娜与男朋友亚坤分手了以后,她的情绪变得越来越失常了。后来她跟长相与亚坤一模一样的伟豪开始谈恋爱,可是他们之间的关系也无法继续。因此咏娜对现实完全失去了信心,情绪彻底失控。故事情节和拍摄风格一致着重描写完全失去控制的曲折心理状态。因此影片的大部分都是从女主人公的角度拍摄的主观镜头,所以电影有一种方向迷失的视觉效果。摄像机一次又一次的突然转移、情节的不断扭曲使观众慌张、失衡从而产生恐怖情绪。

还有《维多利亚一号》(彭浩翔导演,2010年)。在电影的开头有一句话提醒观众:"一个疯狂的城市,要生存,就须变得比它更疯狂"。实际上,这部电影恶妇主角的"疯狂表现"展示了很清晰、很理智的心理。郑丽嫦是一位白领女性,她白天在银行上班,晚上还得做两份兼职。她拼命工作,为了存钱实现小时候的梦想,即住在海景豪宅维多利亚一号。卖房子交易突然中止了,她为了保留她梦中的房子("Dream House"也是这部片子的英文名字)开始大规模地屠杀所有妨碍她的人。膨胀的房价会导致平民百姓变成变态凶手。我们想来形容这部影片的故事情节,在已有的几个时髦关键词"房奴"、"蜗居"、"房贷"、"理财"、"梦想"中,也可以加一个新词"房狂"。

《女蛹》(全名《女蛹之人皮嫁衣》)(邱处机导演,2013年)这部影片的主要情节是以一种典型的"嫉妒悲剧"叙事讲出两个女人和一个男人的故事。漂亮的混血理发师关文馨和普恩医院院长的女儿戴安妮都爱上了同一个男人骆嘉。骆嘉教授最后选择了文馨,于是以前怀过骆嘉的孩子并流产的安妮决定要报仇。因此安妮绑架文馨想杀她,文馨逃脱危险,而安妮自杀了。最后文馨跟骆嘉结婚了。表面上这个故事很简单,可是文馨的一些失常行为使大家认为有可能安妮的鬼魂附身上了她的身体,或者也许有文馨长相的身体里面实际上隐藏着的就是安妮。这部影片对观众的吸引力及成功之处也许在于它的几个关键因素,有两个女人为他愿意相互谋杀是任何男人的梦想;穷女孩与富女孩之间的矛盾也是很受欢迎的主题;每个漂亮可爱的女孩身体里都有一个愿意凶杀的恐怖恶鬼;整形手术也会改变病人的心理;等等。值得一提的是,中国古时消除女人嫉妒心的方法"令妇不妒:取妇人月水布裹蛤蟆,于厕前一尺,入地五寸埋之"(本草纲目,人部第五十二卷,妇人月水篇),使我们想起伏魔祛鬼的咒法。

另一个借着女性疯狂这个元素而展开故事情节的就是《笔仙》(安兵基导演,2012年)。这是一部韩国导演安兵基拍摄的国产片,把韩国恐怖电影的风格带到中国的影视市场。是2012年比较成功的、票房很高的恐怖电影。为了逃避刚出狱的暴力丈夫,可以顺便安心写完五年以前开始的恐怖小说,小艾带着五岁的儿子住进朋友的老别墅。各种可怕的事情随之发生:通灵版的电脑自己开始写故事;在一个柜子里小艾发现了几张照片,上面的女人和小女孩的脸被剪掉了。小艾开始妄想了,看见一个小女孩经常坐在柜子里,看见一个上吊自杀的女人。所有的线索都最后指向一个答案:经常显灵、在屋子里晃来晃去的鬼小孩是以前住过别墅的女孩,也就是小艾本人，上吊自杀的正是她的母亲。柜子里的秘密，潜意识和记忆，母亲和女孩之前的关系，没有解决的过去回来纠缠着现在，都是给这个恐怖故事锦上添花的关键因素。[41] 上述的几个女性疯狂表现的电影都引起了中国观众的兴趣，看来现代中国的恐怖影片都利用了中国社会实际存在的对女人的偏见，以及来自传统文学和文艺的女性形象来创造票房。

七、疯病作为社会事实

1. 假戏真做

在现代中国另类分子也是一种疯狂。《昨天》（张扬导演，2001年）是一部假纪录片，描写贾宏声——一位在中国20世纪90年代戏剧界、电影界里比较有名气的年轻演员的真人真事。他与毒品和精神崩溃作斗争的经历开始于1995年。电影叙述一直跟着贾宏声和家里人持续了两年的折磨，包括他住在精神病医院的一段时间，最后戒毒并在表面上恢复了正常生活。电影突出的主要概念是一种对待毒品成瘾天真的态度，展示了中国社会的普遍误解，即通过家里人对吸毒者的管教和精神病医院对他们进行简单的治疗就可以解决这个实际上很严重的问题。好像中国社会对毒品的认识患上了"失忆症"，忘掉了五十年以前国家对付鸦片成瘾问题的近期经验。贾宏声的真实故事也为我们更进一步阐述了上述的看法，对毒品成瘾带来的"疯狂"表示了明显的误解和误治：贾宏声的斗争好像失败了，他最终于2010年7月跳楼自杀。

2. 冰山一角

最后让我们考虑将精神病治疗作为私营企业来经营也会带来的一些问题。《A面B面》（宁瀛导演，2010年）是"中国第一部精神病题材的黑色幽默剧"。女导演宁瀛拍摄了一部聚集几种电影类型（惊悚、悬疑、喜剧）的混合物，同时也指出了一些中国当代社会的精神健康与医疗制度存在着的严重问题。医学院教授陈聪明因为跟他的学生讲"人人都有精神病"而被关进精神病医院接受治疗。医院里的男护士梁海潮被前妻柳悦抛弃以后一直不服，想找办法跟她复婚。正好柳悦因为对第二个丈夫——补品店老板萧春雷的怀疑，无法承受生活压力出现精神错乱也被带进同一个医院治疗，于是梁海潮和柳悦又见面了。梁护士为了陷害萧春雷，说服柳悦给他吃很多兴奋剂，结果萧春雷被当成疯子也被抓进精神病医院。陈教授和萧春雷见面后同谋并成功逃出医院。这部影片，表面上是荒唐闹剧，实际上被视为对精神病病人的强制医疗作为生意的一系列严肃问题的警告，引起我们对医生的唯利是图和金钱至上原则的深刻思考。

八、结语

关于精神病的偏见可以说是从幼儿时期就开始了。看动画片时如果一个人物被指定为"疯子"，大部分孩子都认为他迟早会有暴力行为。这就是对精神病的第一个偏见。有关精神病病人的暴力问题，实际上只有少数精神病病人发生攻击性行为。第二种偏见是"一次疯子永远疯子"，谈精神病的电影、描写精神病人的叙事，其关键吸引点就是他/她的病早晚也会复发。第三个偏见是病情（即精神分裂症、精神错乱、多重人格障）是容易伪装的。[42]

英国伦敦大学学院的心理分析学教授彼得·拜尔尼（Peter Byrne）的《银幕上的疯狂》[43]的报告指出大众电影产生并继续影响着对精神病病人的偏见，并且它被视为容纳多种对精神病的无知及恐惧概念的资料库。"疯狂电影"如果不用疯人的丑陋奇怪的表演逗笑观众或令他们害怕，就是通过精神病病人的过度可怜引起观众的怜悯和同情。这些故事里的感情描写过于陈腐、过时,电影里的"疯子"经常是脆弱的、有口吃、容易被控制和左右的。实际上精神病人需要的是平等和尊严,他们不应当是喜剧的滑稽角色,或者恐怖电影的变态杀人狂,他们也不必当"怪物展"的主角,也不需要大家的同情,他们需要的是大家的理解。编剧、制片、导演和电影工作者完全可以通过他们的作品帮助重新构筑大家对精神病概念的理解。值得强调的是,为了打破票房纪录,不一定需要危害精神病人的生活质量。

电影是社会的镜子,它是人类的梦想工厂,也是通往大众心灵和心理的窗户,所以观察与研究影视作品可以帮助我们理解与分析社会,以及人类和大众的实际情况及需求。了解疯狂的电影表现也可以帮助我们消除对精神病病人的歧视和排斥。中国疾控中心精神卫生中心主任黄悦勤的报告《精神疾病:看不见的威胁》[44]早于2009年就告诉我们,中国各类精神疾病病人已高达1亿人次。看来这个是一个需要立即解决的问题。

参考文献与注释

[1] Porter R. Madness: A brief history. Oxford: Oxford University Press, 2002: 13.

[2] Burton N. The meaning of madness. Oxford: Acheron Press, 2008.

[3] Adams F. The genuine works of Hippocrates. London: Sydenham Society, 1849.

[4] Chadwick J. Mann, WN. The medical works of Hippocrates. Oxford: Basil Blackwell, 1950.

[5] Jones W. HS. Hippocrates I-IV. Cambridge: Harvard University Press, 1923-1931.

[6] Siegel, RE. Galen on the affected parts: Translation from the Greek text with explanatory notes. Basle: Karger, 1976.

[7] Bindman D. Hogarth and his times: Serious comedy. London: British Museum Press, 1997.

[8] Pinel PA. Treatise on insanity, in which are contained the principles of a new and more practical nosology of maniacal disorders. London: Cadell and Davies, 1806.

[9] Foucault M. Madness and civilization: A history of insanity in the age of reason. Abingdon: Routledge Classics, 2001.

[10] Adorno TW, Horkheimer, M. Dialectic of enlightenment: Philosophical fragments. Palo Alto: Leland Stanford Junior University, 2002.

[11] Bakhtin M. Rabelais and his world. Bloomington: Indiana University Press, 1984.

[12] Kott J. Shakespeare our contemporary. New York: W. W. Norton & Company, 1974: 136.

[13] Chen HF. Medicine, society, and the making of madness in imperial China. Ph. D Dissertation, London: University of London, School of Oriental and African Studies, 2003: 5-7.

[14] Ng W. Madness in late imperial China: From illness to deviance. Norman: University of Oklahoma Press, 1990.

[15] Chen F. Articulating "Chinese madness": A review of the modern historiography of madness in pre-modern China. Paper presented at the 1st Annual Meeting Asian Society for the History of Medicine, Taipei: Academia Sinica, 2003: 20-21.

[16] Nathaniel Lee. The age of Dryden//The Cambridge history of English and American literature in 18 volumes (1907—1921). Vol. 8. Barteby. com.

[17] Porter R. Madness: A brief history. Oxford: Oxford University Press, 2002: 88.

[18] Zeitlin JT. Historian of the strange: Pu Songling and the Chinese classical tales. Stanford: Stanford University Press, 1993: 42-47.

[19] Xu GQ. American doctors in Canton: modernization of China, 1835-1935. Piscataway: Transactions Publishers, 2011: 2-3.

[20] 汪敬熙. 心理学之最近的趋势. 新潮. 1920, 2 (5).

[21] 朱光潜. 福鲁德的隐意识与心理分析. 1921年, 朱光潜全集（全二十卷）. 合肥：安徽教育出版社, 1997.

[22] Jiang T, Ivanhoe PJ. eds. The reception and rendition of Freud in China: China's Freudian slip. London : Routledge, 2011: 17-18.

[23] Fuery P. Madness and cinema: Psychoanalysis, spectatorship and culture. Basingstoke : Palgrave Macmillan, 2004: 13-26.

[24] Kravitz B. Representations of illness in literature and film. Newcastle : Cambridge Scholars Publications, 2010: 21-38.

[25] Hodgkin K. Women, madness and sin in early modern England: The autobiographical writings of Dionys Fitzherbert. Farnham : Ashgate Publishing Ltd, 2000: 67-70.

[26] Charcot JM. Lectures on the diseases of the nervous system: Delivered at La Salpêtrière. London : The New Sydenham Society, 1877. http://openlibrary.org/books/OL14018659M/Lectures_on_the_diseases_of_the_nervous_system

[27] Freud S, Breuer J. Studies on hysteria. London : Penguin Books, 2004.

[28] Showalter E. The female malady: Women, madness and English culture 1830-1980. New York : Pantheon, 1987.

[29] Shuttleworth S. Charlotte Brontë and Victorian Psychology. Cambridge: Cambridge University Press, 1996.

[30] Szasz, T. My madness saved me: The madness and marriage of Virginia Woolf. Piscataway: Transactions Publishers, 2006.

[31] Plath S. The Bell Jar. New York: Harper Collins, 2006.

[32] Deppman HC. Adapted for the screen: The cultural politics of modern Chinese fiction and film. Honolulu: University of Hawai'i Press, 2010: 34-60.

[33] "伤痕文学"的名称来自卢新华所写的短篇小说《伤痕》（1978年8月11日《文汇报》发表）。

[34] 《城南旧事》虽然讲述北京20世纪20年代的故事，也是在与刚过去的十年作出类比。

[35] 会永在1968年5月23日的《文汇报》所登的《让文艺界永远成为宣传毛泽东思想的阵地》一文中提到：在所有人物中突出正面人物，在正面人物中突出英雄人物，在英雄人物中突出主要英雄人物。

[36] Zhang R. The cinema of Feng Xiaogang: Commercialization and censorship in Chinese cinema after 1989. Hong Kong : Hong Kong University Press, 2008: 125-132.

[37] Smith A. Hideous progeny: Disability, eugenics, and classic horror cinema. New York: Columbia University Press, 2011: 1-32

[38] Cross S. Mediating madness: Mental distress and cultural representation. Basingstoke : Palgrave Macmillan, 2010: 129-147.

[39] Valverde M. Law and order: Images, meaning, myths. Abingdong: Routledge-Cavendish, 2006, 115-131.

[40] Wu YN. The Chinese virago: A literary theme. Cambridge (MA): Harvard University Press, 1995.

[41] Burfoot A, Lord S, eds. Killing women: The visual culture of gender and violence. Waterloo : Wilfrid Laurier University Press, 2006: 241-246.

[42] Wedding D, Boyd MA, Niemiec RM. Movies and mental illness: Using films to understand psychopathology. Gottingen, Germany: Hogrefe & Huber, 2005: 1-11.

[43] Byrne, P. Film report: Screening madness. (http://socialwelfare.bl.uk/subject-areas/services-client-groups/adults-mental-health/timetochange/145209film-report-screening-madness-time-to-change.pdf)

[44] 人民网（http://scitech.people.com.cn/GB/8666588.html）

·文学、影视与医学人文教育·

绽开一朵人文的浪花——医学与文学的汇流

范佩贞

一、医学人文教育的国际趋势

青年时期是建立人生理想、信念、心理、人格、价值观、道德伦理观和世界观的重要阶段，且主要经由教育系统来雕塑定型；而人文课程则是医学教育的关键前提。学校的角色，应导正学子们的发展路向，促其开展广泛而全面的视野，得到至为基础、也至为重要的人文态度。

虽然没有人能够预测未来世界的价值趋势，但开放、宽阔的人文思维必然可以引领人们创造并改善人生。无论是文化背景的冲突、世代观念的攻讦，或者政治伦理的矛盾，所有欠缺单一答案的问题，都能在经过历史淬炼而保存下来的文学名著中找到最接近完美的答案。藉由文学家敏锐描述人性的心理过程、社会历史发展、人生哲理的含义，可以启发年轻学子走出象牙塔，体验广阔的世界；由单元思考走向多元判断。

目前医学教育的世界趋势，是对20世纪以来的知识传统——过于侧重生物科学，而忽略人文思维——进行全面的反省与批判。美国有许多重要的医学院早已开始培训文学与医学的专任教授；而哈佛医学院里，也有一组与麻省理工学院合作的健康科学与技术（Health Science and Technology, HST）项目，这是专攻最尖端医学工程与科学的班级，网罗全世界最优秀的学子，他们的医学伦理课程亦以历史与文学名著为教材。这样的教育方针，除了更能为学生增广见闻，同时也培养了一位医者最重要的同理心（empathetic understanding）与感受能力。

二、"人何以为人"：文学课程的重要与必要

医学教育的宗旨是培养富有人道精神的医者、关心病人及所有人类的慈善者，以及勇于负责，具有怜悯心、同情心，且具备牺牲奉献之高尚人格的社会楷模；而语言，是我们实践教育理想的主要媒介。文学是人学，也是世界学，它展现了人类丰富复杂的心灵世界，且全由语言构成。文学之所以能够引起读者共鸣，因为它拓宽了我们的文化视野与想象空间，且促使我们去正视自身的感受；它是人类以精神进行交往的创造过程，生生不息，且绵延不绝——只要人类存续，文学便永无写完的一天。

文学中的历史成分使我们鉴往知来，从过去的经验与他者的命运，来分析现在、判断未来。文学中的心理描绘，则加深我们对"人何以为人"这个永恒母题的感受与理解。文学中的哲思启发我们对现实与生命的奥义的省思。而文学中的疾病叙述，或精神困扰，则更拓宽了医学生的感知能力与知识范围。[1,2]

范佩贞，台湾阳明大学医学院精神科

三、医学观点的真实与谎言

哈佛医学院的相关选修课一开始就挑战学生：

"How dreadful knowledge of the truth can be, when there is no help in truth." （当真理无法带来帮助时，与真理相关的知识是多么可畏哪！）

"疾病会攻击孩童、成人及老年人；可能摧残他们的身体、心灵与精神；它可能是急性或慢性病；在程度上也许是温和的、剧烈的，甚至可能致命。既然对于疾病有如此不同的形容叙述，有的可能是单一疾病，有的则是加上其他症状成为并发症，那么，医师究竟应如何告知病患病情？应该告知实情，在叙述时真假并存，或是直接撒一个谎；是偶尔说，经常说或绝对不说？医生是否能够凭借个人的智识及热情，亦即考虑病患个别特殊状况后，在最能维护病人利益的前提下告知或不告知病情？"

清教徒说："不论真相多么苦涩而令人痛苦，它仍是世上最珍贵美丽的人性；不论错误与谎言具备多么完善的意图、多么诡计多端，它必为世上最低贱、丑陋的人性。"而赫力堪纳斯（Helicanus）则说："向国王献媚的人，其实是在侮辱他……正直的规谏才是君王们所应该听受的，因为他们同属凡人，不能没有错误。"

四、医疗关怀与人本道德的发展

亚里士多德（Aristotle，公元前384—前322）在其巨著《政治学》（*Politics*）中说道："青年人本该接受一些有益事物的指引，永远地追寻与探索，而不要成为一颗飘荡而疲惫的灵魂。"书本是对人性的回顾，年轻人在书中照见了自己的影子，从学生的书评也看出我们学生的成熟、正义与人道关怀的爱心。在他们感情激荡的文字之中，更看到他们尊重生命、对他人各种不同人生路径的包容、关怀、尊重与珍惜。也因为如此，他们能不断自我提升生命的层次，生命的意义也才在其中逐渐彰显与实现。

回到最初所言，我们经由科学的记录与分析，包括"学生历程管理系统"可看出学生在学习过程中所遇到的种种情况，但在教学的最终目标，还是在于对医疗关怀与人本道德发展的重视。医学教育的最终目的在于培养出优秀的医师，因此教师应当为学生树立模范的榜样，而非墨守成规、自我封闭。作为医者与教育者，应当结合知识与道德，将贡献回馈于社会，是医者永恒的使命。

我们期待大家继续自己的探险，并心怀医者与老师的大爱精神，协助我们的下一代继续追求着那些人类生命中永恒存在的问题，正如苏格拉底（Socrates）曾简洁而率直地所言道："唯有经过检试的生命才是真正有价值的。"

五、文化的激流·精神的浪花

如果把文化比作社会群体和人类个体形成的一条精神之流、意识之流，那么政治、经济等外缘因素，就如同能够激起波澜的岩石；而那些绚丽的浪花，与水流的无边趋力，则是心理、精神，与意志。

文学家们往往具有异常敏锐的人性洞察力，这是出于对人类心理的深刻捕捉。许多世界经典文学往往能超越时空与文化歧异，以清晰、流畅、优美，甚至特异的文学描述，呈现出不同历史、不同社会、不同文化渊源下的共通人性，以及抽象却明确的普世价值。文学的精神世界是那么辽阔、浩博、丰富，又多彩多姿。可以说，人文历史中最伟大的心灵几乎都在里面。命运，有很大一部分是取决于个人的意志与选择——自由或奴役、光明或黑暗、沉沦或超脱。透过文学作品，我们让学生循着这些伟大的心灵，一步一步追求真理，探讨人生的真义，并且以清澈诚实的目光，直视现实与人生的各种层面，以使这些青年精英得以体会书本以外的公理与正义——这才是真正的伦理教育。[3-5]

本人开设的"精神医学与西洋文学"课程，便是依循这样的思考脉络出发：以西洋经典文学为工具，探索人类的精神与心灵，并从西方的历史、社会及文化等角度，浅介精神医学的发展、人类生物与社会环境的交错影响，及其对思想的塑造。同时，也从精神医学的观点，解读西洋文学经典中的心理活动，探讨社会变动之际，道德、公众与人性的三方角力；社会对人的精神压迫与影响；以及人在各种情境下的行为模式；藉此窥探人类思想与心灵的奥秘。[6,7]

这门课程除了让同学浅尝西洋文学、心理学与精神医学的滋味，更启发了莘莘学子对人生意义的思索、生涯规划的方式，以及日常伦理的权衡。我们以精神医学与心理学为利器，去理解文学作品中的心理情境与社会环境，深入探索人性的无底深渊。[8,9]因此，从文学中观察各类生活事件、人生经历，或有违伦常的情境，都可以使学生培养敏锐的批判性思维、解决问题的技巧，以及内省和自我启发的能力——这些能力将在日后的生活，乃至医学临床工作中派上用场。[10,11]

本课程与本人编撰的教科书——西洋文学与精神医学丛书系列—《爱情与阶级：窥向人类内心深处的欲望》均荣获教育部门奖励，两篇论文[12,13]为阳明大学医学院创下了至今第一与唯一的医学人文国际论文，并荣获世界医学教育排名第一的期刊《医学教育》（*Medical Education*，英国出版）一年两次的竞文得主。本人认为主要的原因还是因为素材是人类共同的文化遗产，其内容的普世价值观、能与时俱进、打动人心，其电影一再翻拍热卖，更反而成为这个时代的代言。

六、在经典文学的峭壁·浮雕精神医学的缤纷侧面

本书之选材与撰写有两大核心命题：第一，是"真爱"。爱，指的不只是爱情，当然也包括了对上帝之爱、对国家之爱、对众生之爱、对亲人手足之爱……爱，究竟是什么？人人都感受过爱，却没有人可以给出正确的定义或形容，即使是在柏拉图（Plato）著名的《会饮篇》（*The Symposium*）中，最聪明、最博学的苏格拉底和众人讨论了许久，也还是很难得出确定的见解。哲学得不出答案的，文学当然也做不到；但是相较于哲学，文学往往能写出人心中那最靠近真理的形容。而爱，绝对是文学作品中最关键、最引人瞩目的焦点之一。

第二个核心命题，是精神的自我疗愈。在我们的这个时代，科技文明取得了前所未有的成就；尽管恐怖的瘟疫和野蛮的战争从未绝迹于人类社会，但跟前几个世纪比起来，许多人的生命安全较能获得基本的保障。可是，事实上，疏离、忧郁、沮丧等心理创伤依旧环绕着这个时代的人们，使我们不停地追寻着一种精神上的出口、一种心灵的解药。就像许多市民，他们循规蹈矩地工作，面对着单调、愚蠢，甚至宛如地狱的日常生活，而在难得的休假时间体会到内在的巨大空虚感，因此往往借着满足物欲来填满空洞——这即是一种自我疗愈，但却是较不好的那一种。在这样的情况中，文学，尤其是经典文学，毋庸置疑具有更好的自我疗愈功效。文学可用以自我恢复，使人在精神的牢笼中，得以坚强地面对孤独、忧郁以及种种复杂的人生处境，进而成长为

一个更理想的人。使人发现：乍看平淡的生活，也可以如此的美好、宽阔，甚至充满灵性。本书的写作即缘起于此——愿给空虚的人若干慰藉，也祈使快乐的人更加快乐，使阳光显出温暖而非毒辣，使阴雨流露诗意而非忧郁。

七、自我提升·突破瓶颈

数千年来的文学作品多如恒河之沙，何止千万？在这么多的文学中，要挑选具有代表性的作家篇章绝非易事。但是，唯有经历得起历史筛选的，才有资格称为经典；唯有经典文学才值得我们继续深深探讨、细细品味。最经典的文学往往诉诸最平凡的生活题材——当然也常带着许多另类的奇想——以彰显内蕴的深刻生命意义；从而描述人如何从虚伪的人生中挣脱，进入更真实的生命旅程。

因此，本人相关系列书的第一本精心挑选了六本影响深远的巨著，分别是：俄国杜斯妥也夫斯基（Fyodor Dostoyevsky）的《罪与罚》（*Crime and Punishment*）、法国司汤达（Stendhal）的《红与黑》（*The Red and the Black*）、俄国契诃夫（Anton Chekhov）的《第六号病房》（*Ward No. 6*）、法国福楼拜（Gustave Flaubert）的《包法利夫人》（*Madame Bovary*）、德国歌德（Johann Wolfgang von Goethe）的《少年维特的烦恼》（*The Sorrows of Young Werther*）、英国夏绿蒂·勃朗特（Charlotte Brontë）的《简·爱》（*Jane Eyre*）。这些作品由于精确地掌握住人类精神的轨迹，迄今依然广受读者欢迎，也是一代代作家学习的范本。

之所以如此选材，乃是为了兼顾众多不同层面的议题，如幼儿、青少年、中年、老年，及两性；并从中带出各种不同的精神状态，如抑郁症、躁郁症、精神分裂、妄想症、人格异常、自虐自杀倾向，以及老人、小孩的精神问题等。所有的读者，不论来自何方，不论出身背景为何、正在从事什么，都可以在这本书里找到与自己切身相关的章节，在阅读中增进医学与人文的双重智慧。

《罪与罚》是一个怀有正义感的大学生之故事。他身处贫穷与困厄中，生活的一切都显得如此不顺遂。在无穷的愤懑与偏激的情绪中，他把罪归咎到了一个放高利贷的老太婆身上——便抡着斧头将她砍杀了。在这悲惨而残酷的情节里，我们看见了一个血气方刚的青少年，因荒唐的"正义"行径而锒铛入狱，在懊悔、自责与愤怒等多重复杂情绪中挣扎。怀疑与信仰，罪恶与惩罚，究竟是两个极端，抑或一体两面？在精神和肉体的双重痛苦中，我们看见了人性最幽微、最深刻、最高贵，也最精彩的一番辩证。杜斯妥也夫斯基最关心的，是日常事件背后的道德难题，他擅长以犀利的讽刺、率直的幽默，描绘出一幅极其敏感的精神世界。他的小说人物往往陷于一个天人交战的精神处境。小说处处都流淌出深刻的思索和纤细的感受，他堪称世界文学中最顶尖的小说家之一。

《红与黑》的主角则是一个出身木匠之家、地位低贱的年轻人。他有着极为强烈的企图心，想要提升自己的社会地位，所以用尽一切方法，挤进巴黎的上流社会。他带着"征服"的欲望，先后爱上了几个贵族女子，却在一连串的命运变局下，在断头台上葬送了高潮迭起的一生。在大起大落的人生境遇里，我们看见一个天生反骨的年轻人，凭着自身的努力与天分，在头角峥嵘的上流社会中脱颖而出；他的身世、他的命运，其实都肇因于对"父权"的全面宣战……

《第六号病房》是一个气氛浓烈、指涉精准的小品。在一间灰暗、破败的精神病房里，新来了一个怀有理想，但对现实无比沮丧的医生。医生在巡视病房之时，发现有一个精神病病人与众不同——他不仅知识广博，且能对答如流。在这么一个无趣、腐朽的地方，医生自然而然地和这位精神病病人结为好友。但在阴差阳错之下，原先高高在上的医生，却被众人当做另一位精神病患——作者极为巧妙地模糊了医者与病患之间的界限，仿佛给医者一记当头棒喝，给自认为"正常"的我们，敲下一记警钟。

《包法利夫人》是关于一个无限自恋、自溺，且需索无度的女人之故事。作者以精准简约的文字，写出了一个无比丑陋的俗世，也写尽了一个女人无从排遣的深沉寂寞。女主角从小住在修道院，对宗教的永恒救赎，以及完美的婚姻典型，有着强烈的盼望；稍长，又沉溺于市面上流行的爱情小说，以致产生了过多罗曼蒂克的遐思。因此，她无法满足于平淡乏味的婚姻，一再出轨，并且花大钱来支撑自己不切实际的爱情绮想，最后被高利贷逼上绝路，也毁了自己的家庭。她的死，不是政治的悲剧，也不是宗教或阶级的迫害；而是一种属于女性特有的寂寞、忧郁，与梦想，在现实环境中香消玉殒的姿态。

《少年维特的烦恼》的主角，是一位充满才情的年轻人。他敏锐、聪明，对于艺术有着很高的天分，总能对周遭的人事观察入微，忧时忧民，感怀于天地万物。某天，他认识了一位美丽的少女，与她相谈甚欢，两人很快便坠入情网——只是，这位美少女竟是有婚约在身的。为了这段注定不可能开花结果的恋情，男主角尝尽了喜悦、激情、忧郁等情感。在宁静祥和的圣诞节前夕，他终于过不了那道人生的关卡，举枪自尽。维特是少男的典型，忧郁的时候极为忧郁，仿佛太阳都黑了——但只要一点点儿爱情，就能使他陷入恍惚与狂喜。维特是青春爱恋的永恒象征，至今仍住在每一个对爱情怀有憧憬的人心里。

《简·爱》的女主角，是世界文学中最著名的人物典型之一。她出身卑贱，其貌不扬，父母双亡，从小寄人篱下，过着辗转流离的贫苦生活。然而，现实境遇的折磨，从未折损她那自尊自主的坚毅性格。她凭着一股不服输的心念，力争上游，完成学业，勇于追寻自己的梦想，不向恶劣的环境低头。从女孩，到少女；从少女，到亭亭玉立、风姿绰约的女子；从一个年轻女子，到掌握人生决定权的人妻——这篇小说，等于就是一部广义的女性成长史。在种种不平等的社会制约下，女主角坚持追求平等，走出了一条独特的人生之路。

尤其吸引读者的，是女主角简·爱以家庭教师之卑微身份，与富裕的男主人相恋，谱出一段凄美的恋曲。男主角深深为简·爱的高尚灵魂所吸引，因她不同于一般的女人，只贪恋名誉、地位和财富，而是带着一片赤情真爱。在情节的推展中，可见简·爱的坚毅、果决，她是一名具有自由意志的女性英雄，是个战士一般的女性主义者。这部小说首先挑战维多利亚时期的社会价值观——认为女性或家中的女主人在社会和经济地位上都是需要依赖的，且最终应成为"理想中的女性天使"。这部小说充分展现了女性的优雅、贞洁，与精神之美善。作者的感情纤细有目共睹，其视野辽阔更不在话下，尤其因为她具有深厚的医学与生理知识背景，通过尖锐、冷静，且不失幽默的观察，以精准而且超越的价值屡屡质疑现实的社会，不但展现出英国文学的精髓，更言人不敢言、揭发人类社会中的不少真相与伪善。因此这本巨著受到男女老少、一代又一代世人共鸣。

八、在文学与地理之间·逸出现实疆界的心神遨游

文学来自人，而人则植根于地理空间。近年来引起诸多讨论的"文学地理学"，就是要在文学和人文地理之间搭起生命的桥梁——关注一个人在地理空间中，如何借着审美与创作，来彰显一己的存在意识。因此，从文学中聚焦地理，实际上是协助读者悠游于抽象的文学世界，与具体的地理世界；自由出入作家的心灵，拓展个人的世界观。

历史上所有伟大的作家，都和我们一样，从未被命运之神征询，就呱呱落地，在自己的家乡一再跌倒，并在不知不觉中成长。然而作家不一定非得书写自己的土地，他和每个人一样，都有想象的自由。可是，他的想象，是否真能逸出脚下所踏的土地之影响？这是一个没有定论、颇值

得玩味之问题。

读着杜斯妥也夫斯基，我们仿佛身处19世纪俄罗斯的圣彼得堡，在严寒的冷风中，在巨大而冰凉的青铜像下，见证了芸芸众生的渺小、穷困、离散、罪恶，和死亡；

读着司汤达，我们仿佛从风光明媚的意大利米兰，走向了浪漫浮华的巴黎市中心，随着那个力争上游的主角，闯荡上流社会，锲而不舍地赢取美人心；

读着契诃夫，我们仿佛参访了历史悠久、伤痕累累、充满破败与肃杀之气的俄国库页岛；呼吸到那里冷峻的风，尝到了北方苦涩的海水——莫非那是生命的原味？

读着福楼拜，我们恍如置身法国的诺曼底，在花岗岩砌筑的大教堂前，聆听着阵阵圣歌，信步走过牧场与苹果园……

读着歌德，我们仿佛走进了古色古香，且充满文化气息的德国威玛；在前卫与传统的异质并存中，在乡村、流水，以及从不间断的鸟鸣里，回忆起青春时期疯狂的爱恋与锥心的伤痛……

读着夏绿蒂·勃朗特，我们仿佛只身独立于英国的哈沃斯小镇，孤独地面对整座山脉的飒飒狂风；尽管山雨欲来，尽管天色黯淡，仍得循着石板路小道，揣紧了袖子，奋力向前走。

读着这些经典文学，尽管未能出远门，却能透过阅读，给自己赋予一个新的身份、新的国籍。透过作家的心理描写，我们才更能理解，为什么某些地方会给我们带来特别的感受？为什么置身某些空间，会让我们瞬间漾起初恋的滋味？为什么某些街巷或某座广场，叫我们瞬间领略了生命的孤寂？

九、阳光下的珍珠·医学人文的飞光流彩

阅读的体验，就像在历史悠久的古典城堡里，与博学多闻的大师共进午茶，在慧黠而深刻的对话机锋中，传递了一种高尚的价值和信念，震撼着我们的心灵。此时，我们仿佛就坐在暗红色调的欧式古典沙发上，信手拈着书页，以瓷杯啜饮芳香醇厚的红茶，以及清甜淡雅、入口即化的精致点心。在阅读之余，我们透过半掩的宝蓝色落地窗帘，自镂刻着花束、天鹅与孔雀的圆弧木格雕窗向外望，银杏树叶在洒落的蒙蒙日光中随风摇曳。当我们极目远眺，看见远方是一望无际的草原、森林，更远更远则是海。阅读的美妙在于安静、随意，依照自己的节奏，在行与行间走走停停，在书页上放牧心灵，在心灵中照见宇宙——阅读者的收获不只在于阅读的乐趣，更是一种心智的成长。

眺望这六部文采华赡的名著，有如推开了六面富丽堂皇的彩窗；当阳光洒下来时，色彩纷呈的世间百态，便折射出真、善、美——那人生的极境，尽管抽象，但确实存在。面对无边无际的精神医学与经典文学，我们所能做的，就是不断追寻、不断学习，尽力旁征博引，以求达到那永远不可能达到的境界。

十、医者的初心·明日的领袖

这样的文学教育，为的是启发一个青年去真诚探求："何谓良知？"众所皆知，医学院校的学生杰出、优秀、聪明过人；但若自恃聪明，欠缺基本的人文素养，恐非人们所乐见，亦非社稷之福。从文学里，我们更加深刻地体认到：若一味以技术挂帅，而不正视人文意涵，无异于掩耳盗铃。身为万物之灵的人类，是要创造一个更好、更人性化的世界，还是要退回到兽化、物化、人欲横流的方向？一个接受高等教育的学子，在往后的人生旅途中，一旦面对物质、官能的诱惑

时，是否能够维持初心，时时怀抱着人饥己饥、人溺己溺的精神，以提升生命的质感？——这端视年轻时期的教育是否根植于心。[14,15]

在日新月异的信息时代，我们的学生在往后的人生旅途中，将会遭逢更复杂的问题，以及更难两全的道德困境。但是若能拥有深厚的人文素养，以无比的勇气、智慧，与冷静，则能在日趋繁复的情境下，作出最清醒的判断——这才是新时代医者所应具备的特质。[16]

医学人文教育的相关议题，是当前重要的国际趋势。今天的医科学生，就是我们明日的医师，甚至是各界的领袖；他们的思想、态度、信念与能力，将塑造明天的世界。教育者，就是道德与精神的雕塑家；塑造学生的态度与心智，是我们责无旁贷的使命。但愿本人连结精神医学与西洋文学的尝试，能够在医学人文教育的路途上，略尽绵薄之力。

（本文原载台湾地区哈佛校友会刊物《哈佛人》2012，21：98-107.）

参考文献与注释

[1] Hunter KM, Charon, R, Coulehan, JL. The study of literature in medical education. Academic Medicine, 1995, 70: 787-794.

[2] Jones AH. Reflections, projections, and the future of literature-and-medicine. // Wear, D, Kohn, M and Stocker, S. (ed.) Literature and medicine: A claim for a discipline. McLean: Society for Health and Human Values, 1987, 29-40.

[3] McLellan MF, Jones, AH. Why literature and medicine? Lancet, 1996, 348: 109-111.

[4] Skelton JR, Macleod, JA, Thomas. CP. Teaching literature and medicine to medical students, part Ⅱ: Why literature and medicine? Lancet, 2000, 356: 2001-2003.

[5] Macnaughton J. The humanities in medical education: Context, outcomes and structures. Journal of Medical Ethics, 2000, 26: 23-30.

[6] Beveridge A. Should psychiatrists read fiction? British Journal of Psychiatry, 2003, 182: 385-387.

[7] Bokey K, Walter G. Literature and psychiatry: The case for a close liaison. Australasian Psychiatry, 2002, 10: 393-399.

[8] Oyebode F. Literature and psychiatry. Psychiatric Bulletin, 2002, 26: 121-122.

[9] Oyebode F. Editorial: Literature and psychiatry. Advances in Psychiatric Treatment, 2002, 8: 397-398.

[10] Charon R, Trautmann BJ, Connelly JE, Hunsaker HA, Montgomery HK, Hudson JA. Literature and medicine: contributions to clinical practice. Annals of Internal Medicine, 1995, 122: 599-606.

[11] Shapiro J, Rucker L. Can poetry make better doctors? Teaching the humanities and arts to medical students and residents at the University of California, Irvine, College of Medicine. Academic Medicine, 2003, 78: 953-957.

[12] Fan AP, Kosik RO, Chen CH, Lee CH. A new course for a new curriculum. Medical Education, 2010, 44 (11): 1143, 2010.

[13] Fan AP, Kosik RO, Su TP, Tsai TC, Syu WJ, Chen CH, Lee CH. Integrated course in psychiatry and literature during preclinical years and medical students' grades in the general psychiatry curriculum. The Psychiatrist, 2010, 34: 475-47.

[14] Hodgson K, Thomson, R. What do medical students read and why? A survey of medical students in Newcastle-upon-Tyne, England. Medical Education, 2000, 34: 622-629.

[15] Gordon J. Fostering students' personal and professional development in medicine: A new framework for PPD. Medical Education, 2003, 37: 341-349.

[16] Jones AH. Literature and medicine: Traditions and innovations. // Clarke, B, Aycock, W. (ed.) The body and the text: Comparative essays in literature and medicine. Lubbock: Texas Tech University Press, 1990. 11-24.

影视欣赏与人文情怀

——西方文化与影视欣赏课介绍

李 茵

引言：研究生英语教学课程改革

北京大学医学部在2011年9月正式启动了全方位的研究生英语教学课程改革。研究生英语教学任务重，学生人数众多，历来是应用语言学系教学工作中的重点。在对研究生英语教学的需求详尽和大量调研的基础上，启动了英语教学课程改革。八位教师参与并担任了从教材选编到课堂执教、课程指导和师生互动的整个教学过程。在近两年的英语教学实践中，研究生英语教研室的教师充分发挥了团结互助的团队精神，使集体备课制度化、常规化，集思广益，广泛收集了大量的教学素材，通过集体讨论和切磋，取其精华，酿造出适合课堂教学使用的素材。在课程设置上，除了原有的以提高听、说、读、写、译五项基本技能的综合英语课程外，还增加了医学人文名篇选读、生物医学论文写作、国际会议交流、西方文化和影视欣赏、口语与听力等更加宽泛和富有实用价值的课程，这些课程的教学内容、教学理念和课堂互动的形式深受学生的欢迎，充分调动了研究生英语学习的积极性和学习热情。学生一改以前经常迟到早退和缺课的现象，积极参与教学改革和课堂教学互动，师生共同开创了英语教学的新格局。

一、英语课程改革中的重中之重——培养人文精神

北京大学医学人文研究院院长张大庆教授在其《医学人文学导论》的前言中指出："'以人文本'是社会发展的核心价值，而人的生命、人的健康又是人本之本，因此，以关爱生命、关注健康、减少疾病为宗旨的医学技术和卫生保健服务水平，是反映社会发展水平和文明程度的一个重要标志。"[1]

研究生英语课程改革之重点是在课程中增加了医学人文学科的概念和范围（哲学、宗教、文学、文化、社会学）等内容，以加强医学人文学科在总体医学课程设计中的重要性和实用性，加强医学生心灵的陶冶和净化，思想精神境界的提高和升华，对形而上维度的探寻和对病人精神世界的了解和关怀。

延续古希腊"人是万物的尺度"[2]的思想传统，德国启蒙主义哲学家康德（Immanuel Kant，1724—1804）讴歌人的理性，更是将人提高到了空前的地步。在他看来，人的"德行就是意志的一种力量"[3]。人格的尊严、道德和责任、人的理性的力量无一不在那奠定了他道德学说最高原则的《道德形而上学原理》中加以一一阐明。对作为生命个体的人的整体关怀，对人类的精神世界和人类命运的终极关怀都是康德学说中关注的要点。关于"人是目的"的命题，康德在《实践

李茵，北京大学医学人文研究院

理性批判》中就曾经写道:"人类诚然是够污浊的,不过他必须把寓托在他的人格中的人道看做是神圣的。在全部宇宙中,人所希冀和所能控制的一切东西都能够单纯用作手段,只有人类……才是一个自在的目的。"[4] 视病人为人还是视病人为病例历来是医学伦理学中的重要话题,即人应该被当做目的还是被当做手段,此乃将医疗视为拯救病人的仁心仁术,还是将病人视为医学的实验对象,以及自己获得名誉和地位的工具。因而我们在研究生课程中有意识地将康德有关伦理道德和"人应该被当做目的,而非手段"的思想贯穿在整个人文精神培养之中,引入医学生对人和如何成为一个具有人文精神的医生的使命和责任的思考,并进一步落实到日常的医学临床实践中去。

研究生英语教研室教改以来,开出的多门课程都将重点放在培养医学生具有相应的文化视野和人文修养方面。即使是在"国际会议交流和生物医学论文写作"这样实用性和目的性很强的课程中,西方文化的视野和人文精神、人文素质的培养和积淀也成了贯穿课堂始终的重要话题。例如,在国际会议交流课程中,教学内容必定会涉及必要的西方文化和习俗在人际交往中的理念,学生还要了解西方宗教和哲学在人际交往过程中所起到的作用和影响,如果学生不能很好地了解西方宗教、文化和哲学,有可能会在国际学术会议的人际交往过程中引起不必要的误解和交流障碍。因此,一名具有国际视野和交流愿望的医学生势必要加强医学人文素质方面的培养和积淀,才能在今后的工作和学术交流过程中成为一名医术精湛,同时具有人文情怀、善于沟通和理解病人的优秀医生。

在教学过程中,课堂以小组为单位,要求学生展示口陈式PPT报告。许多学生不仅仅将展示内容放在学术问题的探讨和讨论中,而且也将讨论重点放到了该学术问题的医学伦理学的高度加以探讨,同时涉及了宗教和哲学等多项命题。通过这样深入的思考和讨论,学生深有体会地自己得出了这样的结论:"很多情况下,先进的科学和技术只能解决手段的问题,而只有宗教和哲学才能解决目的和意义的问题。因此从这个意义上讲,科学和技术、宗教和哲学在医学生的学术视野中,缺一不可。"学生们通过小组讨论得出的结论和匈牙利系统哲学家拉兹洛(Ervin Laszlo 1932—)在《决定命运的选择》一书中的重要论点"科学并不涉及终极意义和终极真理的问题"[5]有着异曲同工之妙和同样的哲学思想高度。

在人文名篇选读的课程设置上,我们也将对生老病死这一人类共同终将面对的终极关怀命题放到了重要的位置。课堂上教师把精心挑选的文学作品中涉及的死亡话题汇成一个教学单元,然后要求学生全面地认识死亡、疾病和器官移植的种种话题,不仅仅是从他们所熟悉的临床医学角度或者生物医学的角度去认知和定义死亡和疾病,而且还要从宗教、哲学、文学等多重视角去认识死亡和疾病问题,探讨生存的意义,重新认知一个医生对病人和疾病应有的态度。通过这样关于人文话题的讨论,学生们探索了生命的意义,对自己的学习和工作有了更高层次的领悟,也更加热爱自己所从事的治病救人的医疗工作,增强了职业道德和不可或缺的人文精神。

二、西方文化和影视欣赏课程设置

北大医学部每学年入学的研究生有六百多人,其中每学期约有四个班180人选修"西方文化和影视欣赏"课程,每班为45人左右。开课以来的四个学期中约有720人次选修了该课程。在四个学期的教学实践中,任课教师从培养以学生的"知、情、意"基本人文素质入手,共同制订西方文化和影视欣赏教学大纲,共同挑选适合医学生背景的电影作为教学和课堂讨论的素材,从语言和文化的角度在课堂上进行影视背景介绍和欣赏、精彩对白翻译和模仿、电影主题和人物性格分析等教学活动。在每进行一场电影的小组讨论之后，以小组为单位进行课堂PPT展示和分享，通过这样的教学实践和互动，学生在宗教、哲学理念、审美价值、分析批判能力和创造性写作以及口头表达能力上都得到了明显的提高，特别是在人文情怀的培养方面更是达到了一个新的层面和境界。

西方文化和影视欣赏课程内容涵盖英美语言文学、哲学、宗教、文化、社会学、心理学等诸多学科的交叉领域。开设目的是使这门课作为医学硕士研究生提高人文修养，开启精神文明的选修课程，通过电影为研究生扩充文、史、哲等知识领域。

我们选择的电影素材有以下几部：闻香识女人（Scent of A Woman）、剑侠风流（First Knight）、目击者（Witness）、科学怪人（Frankenstein）、摩西十诫（The Ten Commandments）、日瓦戈医生（Doctor Chivago）。前三部电影课上观看并讨论，后三部电影课下观看，期末论文可从六部片子中任选一部作品，就某一主题进行分析和评论。

我们制订的课程要求和考核标准是：

1. 出勤率（10%）　无故旷课会导致总评成绩的下降；无故旷课达六次以上无权参加期末课程考试。

2. 课堂和课后作业（20%）　组织6~8名同学为一个学习小组，选出组长。以小组为单位进行课堂讨论和课后联络，通过网络和公共邮箱，就教师布置的题目共同准备和实践多媒体课堂演示。每一位同学都要按时完成课堂翻译作业和课后写作作业，并计入平时成绩。

3. 期中考试（30%）　精彩对白翻译或者就某一电影主题写出评论。

4. 期末考试（40%）　按照论文写作规范，每位学生就课上和课下观赏和讨论过的电影挑选一个主题，写出1000~1500字的分析评论文章。

三、人文情怀的积淀和培养

西方文化和影视欣赏课程的开设和教学对担任这门课程的教师提出了挑战，这个挑战是多方面的。首先，就是如何将电影的故事情节和对学生的人文情怀的培养有机地结合在一起，这不仅需要教师在备课期间一遍又一遍地仔细观影，探讨和分享观影心得和体会，还需要阅读大量的文史哲方面的书籍，增加自己的人文修养和审美意识，因为只有这样才能组织好课堂，将学生从对电影故事情节中的理解提升到对人生、对生命的意义，对真、善、美的思考和追求的过程中来。我们经常挑出一些和形成世界观和人生观相关的重要哲学家的思想观念，以翻译练习的形式，让学生当堂翻译，然后在学习小组中加以讨论，再以小组为单位，做成PPT，在课堂上和同学分享。例如，我们要求学生课堂完成的翻译练习是德国启蒙主义哲学家康德在73岁完成了他的三大批判后的著名论断。康德感叹道："有两样东西，我对它们的思考越是深沉和持久，它们在我心中唤起的赞叹和敬畏就会越历久弥新，这就是我头上繁星密布的苍穹和我心中的道德律，它们向我印证上帝在我头顶，亦在我心中。"[6]这段文字对学生的中英文翻译能力和理解、分析及接受都是一个挑战。学生们开始时觉得翻译这样的段落困难重重，因为要想正确地翻译其中内在的含义，对学生的要求就不仅仅限于字面的所指意义，而是对学生的人文素质、哲学积淀和西方文化视野的一个挑战。经过小组讨论和课堂启发与讲解，学生对大哲学家文字中蕴含的深厚思想内涵和文字张力有了切身的体会，同时也激发了他们进一步学习和了解哲学、文学和美学的浓厚兴趣。康德所说的使他充满赞叹、敬畏的两样东西之一的"心中的道德律"也是医学伦理学和人文精神的本源，因而，对医学道德伦理的追问和对人的道德品质的提升自始至终贯穿在整个课程教学和讨论之中。

下面以电影《闻香识女人》中贯穿的几个重要思想主题为例，探讨西方文化与影视课程与人文精神和道德品质的培养之间的重要关联。

四、艺术审美，净化心灵

根据古希腊哲学家亚里士多德（Aristotle，公元前384—前322）对悲剧的定义，他提出了"净化说"（卡塔西斯，Katharsis）。亚里士多德在对悲剧的定义中指出，"悲剧是对一件重要、完整、颇有规模的行为的模拟，它使用美化的语言，分用各种藻饰于剧中各部，它以行为的人来表演而不做叙事，并凭借激发怜悯与恐惧以促使此类情绪的净化。"[7]中国人民大学文学院章安祺教授在他和张秉真、杨慧林共同编著的《西方文艺理论史》中指出：

"如何理解'净化'的含义，从1550年马迪斯发表《亚里士多德〈诗学〉的通俗解释》以来，一直是个众说纷纭、争论不休的问题。'净化'（Katharsis）原本的含义主要有三个：作为宗教术语，是'净罪'的意思；作为医学术语，是'宣泄'的意思；作为伦理术语，是'陶冶'的意思……悲剧的净化作用就是使过强的怜悯与恐惧得以疏导，使过弱的怜悯与恐惧受到激发，从而在剧情的引导之下达到适度；经过多次戏剧陶冶，这种适度的感情就会成为习惯，借此获得心理健康，并且培养伦理道德。尽管人们对净化含义的理解不同，对净化过程的描述各异，但下述几点看法是相同的：第一，关于净化的对象。不同的艺术激发不同的情绪，产生不同的快感。悲剧所提供的快感，是从怜悯与恐惧的净化中产生的，所以净化的对象是怜悯和恐惧这类情绪。第二，关于净化的效果。通过悲剧的净化，人们得到一种'无害的快感'，养成一种良好的品格，既有益于人的心理健康，也有利于改善社会风尚。第三，关于净化的本质。净化能够养成伦理德性，是一种品德培训；同时又能提供审美快感，是一种精神享受。所以净化的本质是教益和美感二者结合。"[8]

我们挑选了《闻香识女人》这部电影，就是基于它巨大的艺术感染力和对人类心灵净化和思想境界提升的作用。影片中的两个陌生人偶然走到一起，各自遇到生活中的重大问题，两人同时面对着伦理道德和道义上的抉择。影片中弗兰克选择自杀并要查理也和他同归于尽，因为他认为这个世界是黑暗的，他生活在黑暗中。学生们随着剧情发展一步一步进入一种共情忘我的欣赏境地，随着尖锐的内心矛盾和冲突得到解决，学生们获得了一种伦理道德和审美快感上的净化和升华。意大利大哲学家托马斯·阿奎那（Thomas Aquinas，1224—1274）在《亚里士多德十讲》一书中也曾指出"复杂的戏剧是理想的艺术，简单的情节的悲剧是不够好的，因为它不能像负载的悲剧那样用'突然转变'和'隐秘发现'推动悲剧达到终极。所谓'突然转变'，是剧情突然向相反的方向发展；'隐秘发现'，是悲剧人物由懵懂而幡然醒悟"。[9]随着电影情节的展开，学生们根据剧情发生的时间和地点背景，对剧情的展开、剧情的冲突，直至主要矛盾的化解以流程图的方式加以标明和探讨，进而上升到对剧情中人物性格的分析和评论，最后得出对电影主题的归纳和总结。他们对主题思想的理解和领悟，和影片中的人物一样，也同样经历了人生观、道德观和对生命意义和目的追求上的"幡然醒悟"。

五、放弃抱怨，学会感恩

《闻香识女人》是我们给学生放映的第一部电影。由于这个电影发生在西方重要节日——感恩节的日子里，在放映这个电影之前，我们要求学生查阅一些西方重要节日的背景知识。学生们认真查阅了关于感恩节的起源、节日的意义和形式等方面的资料，了解了西方文化中的节日内涵和与《闻香识女人》这部电影中救赎和自我救赎主题的重大关联。同时我们还将康德的《道德的形而上学原理》中的重要内容在课堂上加以介绍和讨论。康德在《道德形而上学原理》一书中提出了道德的基本要素：善的责任、感恩的责任和同感的责任。

学生在课堂讨论和报告中说道："通过查询感恩节的文化背景知识使我们了解了电影作者的良苦用心，也学会了无论处于生活中多么艰难的处境之中，也要心存感激地面对生活，面对曾经帮助过你的那些人。作为一名临床医生和社会公民，我们不仅负有为善的责任、感恩的责任，同时还负有和病人同感（empathy）的责任。我们不仅应该设身处地地为病人着想，而且应该感谢我们的病人，因为正是他们的存在和对治疗方案的理解和配合，才使得我们的治疗工作得以完成，是无数的病人使我们的人生充满了意义和价值，使我们成为了被需要和对社会有用的人，病人的种种疾病和耐心的配合成就了医务工作者的成功和事业，也帮助我们逐步成为了一名优秀的医生。"

学会感恩，特别是使面对病人的居高临下的医生学会感恩是经过无数次关于人文情怀和人文精神的探讨达到的一种思想境界，然而正是这种学会感恩的态度成就了我们能够成为好医生的基本要素。电影故事发生在感恩节时的象征意义被学生深入挖掘，并且在小组讨论中达成了"应该心怀感恩"的共识，对师长感恩，对学校感恩，还有对病人的感恩都可以化为一种对待工作的良好心态和积极努力工作的正能量，同时对病人产生正面影响，帮助疾病的治愈和康复。

六、勇气和正直，原则与妥协

在现代化、城镇化、工业化、商品化等经济社会因素的影响下，每一个中国医生每天都要面临着超强的工作压力，面对着缺乏社会和病人的理解，甚至还要面对着砍杀医务人员的恶性事件发生。在这样的社会环境下，有些医生对作为医生的价值产生了怀疑，还有的医生禁不住物质和金钱的诱惑，收取了病人的红包，或者制药厂家的回扣。这些现象可能使一些心地正直善良、没有被社会环境和经济商品大潮所淹没的学生充满了义愤和质疑：这个社会怎么会发生这样的变化？是什么导致了社会上的腐败和变质？我们如何在这样一个充满诱惑的社会保有自己的生活哲学和道德底线？《闻香识女人》这部电影也回答了这些涉及伦理道德观念和做人的原则性等问题。

影片中的弗兰克是一个缺乏家庭温暖和理解的盲人，他自哀自怨、愤世嫉俗，看不惯生活中的一切事物，他生活在心灵和肉体的双重黑暗之中。查理的出现彻底地改变了他的心境。查理是一所富家子弟学校优秀的穷学生，当他受到校长的威逼和利诱要求他告密同学时，他的选择是：我不能这样做。面对着被学校开除和被保送到哈佛大学读书的两条道路时，他毅然决然的选择和决定等于放弃了一条轻而易举通向哈佛大学的光明大道，而走上了一条坚持原则但充满了艰难的窄路。正是查理的这种对自己原则底线的坚持和对正直观念的固守深深打动并影响了弗兰克。因为在弗兰克的一生中，他也曾面临过无数次选择，但是他只是选择了容易的道路，而放弃了原则。查理对信念的坚持和选择大大地震撼了弗兰克的心灵，使他亲眼（用心灵的眼睛）目睹了在这个世界上有人可以为了原则和正直放弃对别人和自己而言都是不可再得的机会，而这就是正义、正直、公正和良心在社会和世界中的具体体现。这也是影片展现给我们并让我们领悟的主题：人应该在任何情况下都要坚守正直和原则。

许多学生在PPT展示中都选择了这个最打动他们的情节来讲解对人生、选择、坚守原则和正义的理解，并且提出了自己应该如何做人，如何在面对诱惑时选择正直和道德原则底线的问题。在展示PPT的过程中，学生的讲演几次都被同学们的掌声所打断，因为，这些是学生们讨论时所一致认同的最珍贵的理念。

七、共情和同情与医患关系的反思

本学期在这门课程中我们还加入了我系叙事医学研究课题的教学内容——"共情和同情"（empathy and sympathy）的概念。为了让学生有效地理解"共情和同情"的含义，我们要求学生阅读哥伦比亚大学丽塔·卡伦（Rita Charon）的《叙事医学》一书中的相关内容，理解并翻译其中重要章节，结合这个主题写出关于某个病人的"平行病例"，并在小组之间共同交流、讨论。这个平行病例可以与病人的病情没有相关性，但却生动地记载了学生在临床工作中对生命和医患关系的点滴体会和感悟。正如丽塔·卡伦在《叙事医学》一书的序言中指出的那样：

"叙事和医学有何共同之处？医学叙事学对医学和叙事学两个学科可能会带来什么？临床医生、医学生、文学学者、作家和病人对叙事医学先前的工作回应热情，并充满感谢，这对我鼓励很大，使我意识到，我们创造了一种对医学、文学和苦难都有益的方法……我的假设是：医学今天所缺乏的独特性、谦卑性、责任心和同理心……可由密集的叙事训练所提供。另一方面，文学研究和叙事理论也在寻求把概念化的知识变为可触摸的、对世界有益的影响，与卫生保健领域的结合正好可以做到这一点。"[11]

教学实践证明，学生非常乐于和教师及全班同学分享他们的这种体验和感悟，这是他们对临床工作的一种独特的人生经验，与临床医学技能无关，却与人文情怀息息相关，只有有了这种人文情怀，他们作为医生的体验和感悟才得以完全，他们对生命和自己担负的治病救人工作的意义和思考才得以完善。正如古希腊哲学家柏拉图（Plato，公元前429—前347）所云："不自省，无以立身"[12]，这样的小组讨论和平行病例的写作使得他们有机会反思和审视自己的内心，总结自己作为一个公民和一个具有人文情怀的医生的种种体验和思绪，从而朝着自己所选定的医学生涯不断提升自己作为人和医生的伦理道德和人文素养。

学生通过学习和小组讨论了解到：共情是一种出于对病人深刻理解，站在病人立场上思考问题和进行决策的情感和行为，而同情则是一种健康人或医生对一个病人居高临下的怜悯之情。两者之间有着本质上的不同，它们在病人疾病的治疗和恢复过程中起着截然不同的作用。前者使病人得到精神上的理解和共鸣，使医生的语言、行为本身成为了一剂治愈疾病的良药；而后者则会拉远医生和病人之间距离，是使医患关系无法得以有效沟通和理解的障碍。通过讲解和比较而这两者之间的作用和关系，加之以影片中查理和弗兰克之间真诚的沟通和心与心的交流为例，学生有意识地注意到临床工作上医患关系中人与人之间的沟通和交流的重要性和自觉性，也将一名优秀的医生应该做到的"时而可以治愈，经常提供帮助，总是送去安慰"的理念用自己的语言沟通和理解落实到临床医患关系的医疗实践过程中去。在观影过程中，我们引导学生关注人与人之间真诚的沟通和交流,如果我们把弗兰克视为现实生活中不断遭遇挫折、从而患有心理疾患的病人,我们则可将查理的爱心和真诚看作医治他的心理顽疾的一剂良药——鼓励、希望、富有爱心的语言一点一点照亮了弗兰克的生命,使他在孤独和无望的处境之中得到了人生中最为宝贵的友情和关爱,这种起死回生的巨大力量令人信服地在影片中得以展现。在学期论文和学生撰写的平行病例中,学生感慨道,"我自己下了课一遍又一遍地看着电影,特别是弗兰克自杀那一幕,看着查理用爱心和真诚的语言和行为如何打动了弗兰克坚硬冷漠的内心,温暖了他、融化了他,使他终于走出了心理的黑暗期和人生的困境,这使我自己的心灵也得到了升华,从而更加知道在临床工作中该如何去对待病人,应该如何运用鼓励的语言和病人有效地沟通,这才是对病人的真诚和爱心的最佳体现。"

"语言",的确如同英国大诗人约翰·弥尔顿(John Milton,1608—1674)所云:"可以在天堂中造出一个地狱,也可以在地狱中建造出一个天堂"。[13]语言毁灭性的力量可以使病人绝望而死,而其安慰性的力量也可以救活一个病人的心灵,使其在心中燃起生的希望,从而调动起他全身的免疫系统去战胜疾病。在查理的鼓励和帮助下,弗兰克重新燃起了生命的热情,完成了他生命过程中的自我救赎。

八、总结和展望

我们开展"西方文化和影视欣赏"课程才刚刚四个学期,但是我们已经看到了文化和电影对于影响学生心灵潜移默化的巨大力量。在音乐声中、在对白中、在故事情节的展开中、在一次又一次的小组热烈的讨论中,学生自己挖掘出了电影中深刻的各种主题,结合亲身经历,将其升华成为他们宝贵的精神财富,成为他们人文精神积淀过程中难忘的经历。通过一次次的课堂测试加深了这些收获和记忆,在期末的论文写作时又将其更加清晰化,落实为文字,化为他们内省、立身,以及形成世界观、道德观和价值体系时厚重的人文积淀。从这个意义上讲,西方文化和影视欣赏课达到了课程预期的目的。

当然需要提高和改进的方面还有很多,如课时太短,每次讨论的问题刚刚进入头脑风暴的高潮状态,就到了下课时间。与学生的多次交流和合作都是通过课后时间、QQ和公共邮箱完成的。由于班级学生过多(45~50人),课堂上的互动时间和互相问答时间不够充分,这些都是我们在今后教学工作中需要面对和找出相应措施解决的问题。

参考文献与注释

[1] 张大庆. 医学人文学导论. 北京:科学出版社,2013:1
[2] 杨慧林. 西方文论概要. 北京:中国人民大学出版社,2003:15. 见第三节之四:"智者学派"。普罗塔哥拉斯(Protagoras,公元前481—前441)是智者学派的主要代表。他的主要观点在于对"美"的相对性之论述。在智者派看来,人类社会中的一切价值、制度和信仰都是约定俗成,"真"和"善"都是相对的,"美"也不例外。《古希腊罗马哲学》收有"普罗塔哥拉斯著作残篇",其中有他的名言"人是万物的尺度,是存在的事物存在的尺度,也是不存在的事物不存在的尺度。"……这样,"人是万物的尺度"实际上是说"我(审美主体)是万物的尺度"。
[3] "道德就是力量"是苗力田先生为康德《道德形而上学》一书所作的代序,本书于2002年由上海人民出版社出版。
[4] 杨慧林. 西方文论概要. 北京:中国人民大学出版社,2003:128.
[5] E·拉兹洛. 决定命运的选择. 北京:生活·读书·新知三联书店,1991.

[6] 康德著. 李秋零编. 实践理性的批判. 康德全集（第五卷）. 柏林科学院版, 北京：中国人民大学出版社, 2003-2010：127.
[7] 章安祺. 西方文艺理论史精读文选. 北京：中国人民大学出版社, 2003：37.
[8] 张秉真、章安祺、杨慧林. 西方文艺理论史, 北京：中国人民大学出版社, 1999：55-56.
[9] 托马斯·阿奎那. 亚里士多德十讲. 苏隆编译, 北京：中国言实出版社, 2003：106.
[10] 选自苗力田先生为康德《道德形而上学》一书所作的译后记。
[11] Charon R. Narrative medicine：Honoring the stories of illness. New York：Oxford University Press, 2006：viii.
[12] 柏拉图著. 王晓朝译. 申辩篇. 柏拉图全集（第一卷）. 北京：人民出版社, 2001：7.
[13] Milton J. Hall D ed. Paradise lost, read literature, fiction, poetry and drama. Revised printing. New York：CBS College Publishing, 1983：446.

《心灵病房》与日本医生

——在非西方文化环境中运用西方教育资源的案例研究

足立智孝

引言

医学人文的概念诞生于 20 世纪 60 年代的美国。从那时起,不仅在美国和西方各国,而且在非西方国家,包括东亚,例如中国和日本开启了医学人文方向的各种相关课程和项目。为何该学科能在世界上发展如此迅速?

理由之一是在许多国家的医学教育中,有一个大家共同关注的问题——医学课程设置中大力强调生物医学科学所带来的冲击。全球的医学教育者都担心以科学为导向的课程设置会给以学生带来去人性化的倾向,并且确信人文教育可以预防这种倾向,因而都将医学人文视为行之有效的手段,因此,在不同的文化背景中都制订并教授医学人文学的课程。

日本就是其中之一。从 20 世纪 80 年代至今,日本一直在教授医学人文学的主要内容,特别是医学伦理学。我本人在日本教授医学伦理学的经验使我确信,我们从西方国家借鉴的教育题材(例如医疗实践中的特殊伦理问题)和素材(如特定的文学作品和影视)是我们在自己国家设立医学人文学的宝贵资料;然而,这样的资源在日本的医学教育发挥作用的同时,其中有些成分和日本本土的文化价值发生冲突,特别是当两种医疗制度不相一致的时候。我相信,我在运用这些素材过程中遇到的问题其他非西方国家的医学教育者也会遇到,他们同样需要面对如何采用或者改编西方教育资源,如文学作品和电影,使之适合自己的文化环境的问题。

我首先从在日本的一家教学医院教授住院医生的经验谈起,然后概括出西方和非西方国家(如日本)在医学背景上的不同之处。为了强调这些不同之处,我会广泛采用我对一个美国戏剧《心灵病房》(*Wit*)(后来被改编为电影)的引证。本案例研究是关于非西方医学工作者从西方教育素材中可以获得何种内容,以及在使用这些素材之前需要注意何种问题,它可以阐明在运用西方资源教育非西方医务人员时的利与弊。

一、龟田医疗大学的医学人文教学

经日本卫生与福利部批准,东京都千叶县鸭川市龟田医疗大学(Kameda Medical Center,KMC)自 1987 年以来一直作为教学机构提供高质量的临床培训项目。[1] 早在 2000 年,我就在 KMC 教授研究生的医学人文课程并展开讨论。

表 1 列举了我在 2003—2004 年在 KMC 教授年轻医务人员(包括住院医师、口腔和护理医师)的医学人文课程。每学期有一个特定主题和一个与之相关的伦理议题,一切都建立在生命医

足立智孝,日本龟田医疗大学

学伦理学的四项原则上：尊重自主性、不伤害、有利和公正。因此，在有关尊重自主性的学期，参与者提出了与知情同意权相关的问题。有些情况下，我们会列举和讨论生物伦理学中主要来自美国［如和凯伦·安·昆兰（Karen Ann Quinlan）和戴克斯·柯赫德（Dax Cowart）相关的案例］的标志性事件。西方教育素材运用于最后两个学期，特别是影视集《生物伦理讨论》（加拿大国家影视局创作，后引入日本被重新命名为《生命医学伦理学》）。

表1 KMC医学人文学课程：2002—2003

日期	主题	要点	案例研究／人文学资源
2003年3月15日	引言：为何要学习医学人文学？	1. 医学人文学课程 2. 医学伦理学的两种方法：四项原则和叙事法	"An impressive experience in medicine."（Yomiuri Shimbun Newspaper, March 7th, 2003）
2003年5月17日	尊重自主性：知情同意	1. 自主性 2. 知情同意	The nuremberg trials and code, Tuskegee Syphilis studies/ Ellen Kroop－Martin, "Path," in *A Piece of My Mind*（AMA Press, 2000），37-39.
2003年9月20日	不伤害：对病人不进行治疗的决定	1. 不伤害和有利的区分 2. 主动致死和让人死去	Dax Cowart, Karen Ann Quinlan, Joseph Sykewictz, and others/ Michael P. MaCarcy, "Painful Lessons," in *A Piece of My Mind*（AMA Press, 2000），46-48.
2004年1月31日	有利：专制	1. 有利：医务人员的伦理法典 2. 专制/医疗专制	The decision not to tell the truth to a patient; the refusal of blood transfusions based on religious belief, etc., "The courage of one's convictions," *Discussion in Bioethics*. 丸善株式会社，1995（影视资料）
2004年3月27日	公正：稀缺资源的分配	1. 公正 2. 资源分配的伦理问题（鉴别归类，日本当前的器官移植现状）	The selection of dialysis patients by the "God Committee" in seattle. The selection of one patient among many to be charged to a hospital, "Critical choice," *Discussion in Bioethics* 丸善株式会社，1995（影视资料）
2004年5月29日	从生命伦理学出发：何为好的医务工作者？	课程目的：培养研究生临床训练的人文素质	Dax Cowart's case: Who should decide? 丸善株式会社，1995（影视资料）

为了让年轻的医务人员审视生物伦理问题，包含八个小故事的录像片《生命伦理讨论》被证实是一个有效的资源。例如，故事《老人的朋友》讲述了一位上了年纪的病人得了可以治愈的肺炎却拒绝治疗，阐明了围绕着终止治疗的伦理问题。那些照料她的人不明白她为何作出这样的决定，而他们所面对的伦理困境可能是医务人员在日常的工作中不得不经常面临的问题。

但是在运用这些教学素材时需要谨慎，例如，在另一学期中一个关于缺乏移植器官的处境的故事《关键的选择》引发了大量的讨论。学生们表达了对录像的大量不尽相同的看法。大学的研究生临床教育部主任评论道:"我们今天观看的录像中的故事发生在加拿大,不是发生在日本这里。"主任仅仅关注于一个细节,而且他的话很简单,但是我认为他提出了一个严肃的问题,即,作为一名非西方医学教育者,我需要高度敏感地考虑到在特定环境下(如在日本)对国外教育培训资料的使用问题。这个经历使我警觉地意识到非西方教育者在日本进行医学教育时存在着应该如何处理西方教育资源的问题。像我这样的非西方教育者着迷于这样的西方资源,因为其中包含了各种题材和不同的处理方式。但是,主任提出的问题是"如何将西方教育素材改编成适合非西方人教育课程的需要",这一点在设立日本的教育课程时是需要强调的重要问题。在这种情况下,非西方教育者如何使用西方教育资源的案例研究或许是有帮助的。

二、在日本教育背景下使用《心灵病房》

在寻求非西方医务工作者可以从西方教育素材中学到何种内容,以及为何非西方医学教育者在使用西方教育素材时应该谨慎的问题上,我们可以将非西方国家的日本作为一个案例,来审视美国的素材,特别是电影《心灵病房》是怎样被应用于日本教学的,希望可以借此为非西方医学教育者的课程提供借鉴,并且使我们辨析出根植于不同文化背景中的美国和日本的医疗实践中的种种差异。

美国纽约有线电视网络媒体公司制作的艾美奖获奖影片《心灵病房》是在美国最为广泛使用的医学人文教育素材之一。[2] 它被用于"《心灵病房》影视项目"中,该项目的设立旨在将剧作形式的《心灵病房》供美国和加拿大医学院校教学使用,从而为医务人员的培训提供一种独特的教育机会。影视是由玛格丽特·爱迪森(Margaret Edson)获普利策奖的剧本改编而成,由麦克·尼克尔斯(Mike Nichols)导演。剧本关注的是得了不治之症的患者所经历的种种痛苦。[3] 剧情的简介将揭示这一点是如何做到的。

主要人物薇薇安·贝尔博士是一位专门研究17世纪玄学派诗人约翰·多恩(John Donne)作品的英国文学教授。在她的研究领域她是一位严厉的教师,在为人处事上甚至可以说缺乏人情味;她先前的生活与世隔绝(她的爱都赋予了教学和研究),之后她被诊断出晚期并转移的卵巢癌。她同意参加一项加强化疗的试验性治疗,但当她逐渐失去对疾病的抗争力时,她的肉体和情感上的痛苦变得更为突出。

杰森·泊斯纳医生是一位年轻的肿瘤研究者,也是薇薇安的主治医生,他认为真正重要的是他自己的研究,而把他对薇薇安的责任看作是一种干扰。他对薇薇安的冷漠和笨拙标志着他是一位没有人性的医务人员。和他形成强烈对比的是被指派照顾薇薇安的护士苏希,她充满了同情心,极力确保薇薇安在面临医生引诱她作为完成他们试验的实验品的最后日子里得到尊严和尊敬。

正如她自己所折射出的对生活的超然态度一样,薇薇安面对着一个强调技术重于关爱的医生和医疗体系,她最终体验到了来自苏希的情感。苏希禁止了医院的医疗团队在她身上使用她不愿使用的CPR(心肺复苏)技术。

(一)《心灵病房》中的共性

日本的医务工作者可从《心灵病房》中学到些什么?在美国和日本的行医方式上有着共性的东西,而值得关注的是日本在医疗实践中所产生的伦理问题。

1. 医疗实践方面

日本医生应该能够辨认出影片中西方和非西方国家存在的共同之处。这些例子超越了文化的不同，都强调重视和严肃对待病人的意见以及给予病人人道主义的关怀。在对待病人意见方面，《心灵病房》可以加强所有医学生和医务工作者对以下几个方面的理解：疾病对病人生活的毁坏，他们情感的性质，以及他们在医院的经历的性质。

疾病来临时不会预先通告或者考虑个体利益，疾病全然、瞬间地改变了病人的生活。疾病是可能发生在任何个体身上最不可预料的事件。在《心灵病房》中，薇薇安在没有任何征兆的情况下成为一个病人，疾病阻断了她日常的教学和文学研究，并且过早地结束了这一切。在她介绍自己的疾病时，呈现出来的是她在大学里讲授诗歌课程的背景回放。护士苏希打断了她的演讲，将薇薇安的思绪拉回到医院的化验室，使她回到现实世界之中。这个场景充分说明了重病突袭一个人时，将不可逆转地改变一个人的日常生活。住院涉及种种更加剧烈并且非常令人不适的改变。在薇薇安卵巢癌发病之前，她可以自己处理一切事务。她的疾病是她生活中第一件无法控制的事件，而且将她的生活完全改变。她不仅在身体上，而且在心理上饱受折磨。医院是一个令人不适的环境，因为一个人无法长期在那里正常地生活。

医务工作者可以减轻或加重一位病人在医院的不适感。在《心灵病房》中，泊斯纳大夫对待薇薇安的态度是典型的去人性化的态度。他从不对着她的脸说话，在查房时仅是盯着研究中他唯一感兴趣的东西——她的病历。他对待薇薇安的态度与其说是面对一个人，倒不如说是面对他的试验品，他根本无视病人的个人和情感世界，他的行为是医生如何使病人在医院感到不适的典型范例。

医务工作者可以在《心灵病房》中看到在病人入院后的生活会变得与从前截然不同，他们如何在医院挣扎，如何感到去人性化。对于医务人员来说，理解病人的情感和看问题的角度是明了如何全盘治疗的第一步。《心灵病房》教给医务工作者的第二堂课是如何人性化地对待患者。在《心灵病房》中，薇薇安的私人护士苏希被刻画为一个高尚的抚慰者，和泊斯纳形成了鲜明的对照。我们看到薇薇安和苏希一块儿坐在病房的床上吃着冰棍儿。在这个场景中，薇薇安第一次谈到了她对死亡的恐惧。影片在此之前，她从未有过机会对任何人表达出她的情感，并且感到完全与世隔绝。现在，由于苏希的存在，她终于可以表达并与别人分享她的情感了。

苏希的行为使得薇薇安从去人性化的境遇中解脱出来，并且使她能够和薇薇安商讨有关她现状的重大问题，例如化疗和她马上就要面临的有关生死的决定，特别是在全力抢救和"不进行救治"（Do Not Resuscitate，DNR）之间的选择问题。[4]她们边吃冰棍儿边探讨的谈话超过了患者和护士的关系；她们并肩而坐，像认识多年的老朋友一样交谈。在这个场景之前，薇薇安不能向影片中的任何人，而仅仅是通过摄像机对观望者表达她的真实情感；她以前从未和苏希这样交谈过。这反映出薇薇安感到多么的孤单，因为在医院中她没有任何人可以倾诉。

苏希的态度显示医务工作者可以如何人性化地关心患者。同情心使苏希减轻了薇薇安的孤独感和对死亡的恐惧，她对薇薇安选择死亡方式表示尊重，对待她如同一个人，而非一个实验品。由于苏希的关爱，薇薇安恢复了身上的人性。

这里所讨论的对医务工作者很有必要的观点是可以被西方和非西方医务人员所共同面对和分享的，这也是为何《心灵病房》可以不仅在西方国家，并且也在非西方国家作为医务人员宝贵的教育素材。它可以帮助日本的医务人员明白如何理解病人的观点，搞清重病在一个人的生活中所起到的作用，考虑到病人在医院所面对的困难环境，并且知道人性的关爱可以如何改善病人的情况，哪怕是得了不治之症的病人。

2. 美国和日本的医疗实践所共同面对的伦理问题

《心灵病房》也可以帮助日本医务人员意识到在西方和非西方国家（如日本）所共同需要面对的伦理问题。约翰·D·斯凯科斯（John D. Skykes Jr.）发现"大多数作家从影片的医学角度出发，运用《心灵病房》探讨病人权利和研究伦理"。[5]泊斯纳医生的导师柯勒坎医生同样如此清晰和明白无误地把薇薇安看做是实验中的研究对象。就研究方式而言，一些人会质疑是否对病人清晰地解释了研究方案，或者薇薇安是否明白她的疾病诊断的严重地步。[6]这里提出了在研究伦理中涉及的保护患者权利中不可或缺的"知情同意"的标准问题。

严肃对待研究伦理，保护患者权利是医学和研究人员的国际准则。因此《心灵病房》可以作为日本医生在进行符合伦理的医疗实践时与国际伦理标准相一致的一个参照。

（二）在日本文化中使用《心灵病房》的差异和冲突

我们可以看到《心灵病房》如何可以在西方和非西方医务人员中作为宝贵的教育素材，帮助他们辨别医疗实践共同之处的重要性，以及在两种不同文化背景中出现的伦理问题。但是《心灵病房》毕竟是置于西方医疗背景和价值观的产物，因而是在具有西方背景下的教育素材，它含有有悖于根植于日本和其他非西方国家的医学习俗和价值的成分。

1. 尊重自主权的生命伦理原则

一个在美国医学文化中被高度重视，因而可能会导致冲突的主要因素是对病人自主权的尊重。在《心灵病房》中，薇薇安的大夫告知她患了严重的疾病，她在没有任何家庭成员和朋友的情况下接受了这个事实，薇薇安被刻画成一个独立的美国妇女。《心灵病房》展示了在美国常见的一种医疗实践，即直言不讳，无视其后果的严重性而告知患者其真实状况。告知患者疾病的状况可以使他们依据自己的价值观决定治疗方案，告知患者诊断结果因此被视为是对患者自主权的尊重。《心灵病房》将这条生命伦理学原则视为美国医疗背景下的重要观念。毋庸置疑，在这条原则上形成了美国的医学伦理。但是患者自主权的原则在日本医疗背景下不能成立，也未必完全适用，尽管日本的生命伦理学家对它的意义已经关注近三十年之久。

自从汤姆·比彻姆（Tom Beauchamp）和杰姆斯·丘卓斯（James Childress）20 世纪 70 年代在医疗实践中首次提出自主权原则或者对自主权的尊重作为伦理原则的核心（其他三项为不伤害、有利和公正）之后，这一条原则在它主要发挥作用的美国生命伦理学领域极具影响力。[7]

在其被广泛使用的《生命伦理学原则》教科书中，他们描述了将尊重自主权原则视为一个"对自主个体决策能力尊重的准则"。[8]从这一点可以推论：一个自主的个体具有"自我管理的能力，即了解、推理、仔细考虑和独立选择的能力"或者特征。[9]

总之，我们在辨识对自主性的尊重成分时涉及承认"他们明白观点，作出选择和在个人价值观和信仰的基础上采取行动的权利"。[10]因此，在医疗实践中，对自主权尊重的原则需要我们接受"价值观和决策权并且敦促患者采取自主的行动"。[10]

从尊重自主性的原则出发，会给医疗实践带来一些实践规则，包括"告知真相"、"尊重他人的隐私"、"防止泄密"、"获得同意方可进行医疗干预"以及打破"在被要求的情况下，帮助他人作出决定"的禁令。[11]这些内容已经成为确保在医学实践中符合医学伦理的规则。总之，西方的医学界认可这些规则，并且把遵从尊重自主性原则视为以患者为中心的医疗实践中的普遍准则。

在日本同样如此，自 20 世纪 80 年代起，医学界和公共大众就认可尊重自主权原则和与之相关的准则。第三版和第五版的《生命伦理学原则》被翻译成日文[12]，因而日本的医务人员和患者的家庭成员目前可以用自己的语言读到这本教科书。

2. 告知患者病情真相的日本方式

然而，在日本实际的医疗实践中，当患者的家庭成员希望能够在决策过程中采取主动时，医生的交流方式有时会违背尊重自主权和"告知患者真相"的原则。这是在美国和日本医疗实践背景下明显的不同之处，因此，我将重点放到行医环境上来阐明日本医疗背景的独特之处。下面一个有关如何告知癌症诊断的典型日本病例将有助于理解这一点。

一位62岁的日本妇女因发烧和剧烈的背痛住进了东京的一家医院。病情检查包括血清学检查、肿瘤标记和腹部CT，结果表明她患了晚期胆囊癌并转移到肝脏和背部。由于她的存活期不到三个月，而且也不能进行手术和化疗，因而需要采取安慰和止痛措施。医生首先告知了她的家庭成员诊断的结果，即她的丈夫和儿子，而非患者本人。她的丈夫和儿子和她的女儿进行了讨论，共同要求不要告知患者本人。她的家庭成员解释说，患者还健康时曾对他们说过如果她得了癌症，希望不要被告知……在经过对发烧和疼痛的初步治疗之后，患者稳定下来并且能够参与决策，尽管她有些退缩和依赖。在家庭成员在场的情况下，治疗医师当着患者的面告知她："你还没有发现任何癌症，但是如果我们不进行治疗，会发展成为癌症。"患者的反应是没有进一步询问更多的细节。医院对她采取了持续和有力的止痛措施，尽管她有时会间歇性地昏昏欲睡。在四个月后，她没有明显肉体痛苦地去世了。医生从未明确地同她讨论过对她病情的诊断。[13]

在这个病例中，患者不希望被告知她的病是否或何时变得严重。但在相反的情况下，在日本也会发生人们希望被告知对疾病的诊断或预后，所以需要回答的问题就是日本的医生是否需要尊重这样的请求，这一点或许需要在日本的医务人员中进行严肃的探讨。

（1）家庭成员在此过程中的涉入

这样的病例可以阐明日本一般的看病过程和公开绝症诊断的方式。我们首先发现家庭成员在决策过程中发挥了很大的作用，如在晚期癌症中，医生往往先和家庭成员讨论一个严重的诊断，然后再将之告知患者。[14]家庭成员往往认为他们最为了解患者的个性，因而能够判断他们应对一个致命诊断的能力。家庭成员和医生都害怕患者会因为被告知一个致命疾病的诊断而受到惊吓，并且对未来失去希望，即使他们事先表达过希望被告知。即使患者能够作出决定，医生还是认为最好应获得家人的同意后再告知患者诊断结果。因为他们认为患者的家人是最关心患者的，医生经常首先告知患者家人关于对疾病、特别是对严重疾病的诊断。

上述病历指明家庭意愿的重要性和他们对患者医疗决策的影响。[15]换言之，这种模式表明家庭成员可以很容易凌驾于患者的自主权之上，这样，医生更为严肃地对待家庭成员的决定，虽然医生首先要对患者负责。日本学者土田友章博士将家庭成员在临床上的治疗决策视为家庭角色在日本社会中所起作用的反映。在对比美国和日本在告知严重疾病诊断所采用的不同手段时，他写道：

在美国（接受诊断）不仅是行使掌控自己命运的权利，而且也是一个人的责任。生与死是个体应该关注的事。日本人正相反，长期生活在一个融合和一体化的社会，一个个体的生和死即使不被看做是一个社区事件的话，也必须被看做是一个家庭事件。没有家庭成员的同意，医生不能告知患者一个有关致命疾病的诊断，或者去进行大型外科手术，更不要说器官移植了。[16]

这种日本文化的传统意味着家庭成员不是将死亡视为一个仅仅影响个人的孤立的过程，而且是一个需要和整个家庭共同分担的过程。

另一位日本学者小松美彦将死亡过程称为"共振的死亡"。[17]一个人的死亡和其他家庭成员发生共振并由他们共同担当,好像一个人的死亡就是他们共同的死亡一样。这些关于死亡和死亡过程的文化价值,使得日本的患者家庭成员倾向于密切地参与患者的治疗决策。由于在日本这种医疗决策的角色十分重要,因而日本患者的家庭成员经常推翻患者的治疗决策。这将导致日本人不自觉地使患者的自主意愿和决策大打折扣。他们没有意识到过分强调家庭成员的角色会对患者的自主权造成冒犯。

(2) 日本人独特的交流方式

以上引用的案例同样涉及一个独特因素:日本医生的交流方式,因为这种交流方式反映出且可以导致对患者自主权或对"告知真相"原则的一种冒犯,尽管日本医生提出不同的解释来为他们的行为方式寻求辩解。

我们在这个病例中可以看到医生首先将癌症诊断告知家庭成员,然后再告知患者有关她的身体状况不确定的信息,说:"你目前没有癌症,但是如果我们不进行治疗,会发展成癌症。"而事实上癌症不仅已经存在,而且是达到了晚期不可治疗的阶段。

有人会提出反驳,认为告知患者不确定的信息不等同于告知真相。然而,在日本的语言和文化背景下,我认为这样的一种表达方式比用确凿的语言表达包含了更多的含义。医生使用了"癌症"这个字眼,事实上就向患者传达了蕴涵着问题很严重的信息,日本的听者会本能地知道患者可能会感觉到自己患了癌症,因为医生确实使用了"癌症"这个词[13],因而医生模棱两可地讲出了真相,至少是部分的真相。

而且,日本人可以从对患者陈述信息的方式中对信息作出不止一种的解读。一种话语的解读是患者处于一种癌前病变的情况下,第二种解读才是她确实是患了癌症。但是她的医生在她家庭成员的要求下,并不想使用一种明确无疑的诊断使她受到惊吓,而且想使她尚存希望。这样,患者可以将之解读为一种宣判,要么是正面的(她患了癌前病变,是可以医治的),要么是负面的(她确实患了癌症,而他的医生极力小心谨慎地对待这个事实——她处于不可治的状况,不想使她正视她的真实处境)。医生考虑到她家庭成员的请求和患者进行了交流,在这样的一种交流方式中,患者不会被明确无误地告知她患了癌症。[13]

这个病例中的交流方式包含了不确定的因素,这是许多日本人都习惯,也普遍愿意使用的一种了解事物的方式。日本人认为没有必要对一个敏感微妙的事物过于直率,而且事实上,日本人将过于直率视为鲁莽或残酷的行为。虽然看上去是医生欺骗了患者,但是可以争议的是,这样做事实上传达给患者的是想要告知她病情详情而作出的一种努力,而且是以一种文化背景上的善解人意的方式。[13]医生对患者传达不确定的信息,因而可以代表在"告知患者准确信息"时一种独特的日本模式。[18]

这个方法或许可以说明对"尊重患者自主权"的一种日本视角,即使一些人可以断言"不确切的告知不能等同于告知"这句话的含义。这个病例中告知患者的过程中没有直接的对话,而对话是当代大多数对自主权的定义中不可或缺的。然而,我们不能说在此病例中医生一点儿都没有考虑患者的愿望,通过被不确切地告知病情,患者获得了像一个被确切告知患了癌症的患者一样的机会去解读医生的信息。从日本的视角出发,那些涉及其中的人对这样的告知方式能够获得最大程度上的满足,因为这样做确实尊重了患者在获知一项诊断方面的请求。

而且,在告知患者的过程中,患者如果愿意的话,确实存在有提问和获得有关她身体状况进一步详情的机会。这样,在日本的社会背景下,医生可以为他们采取的传达信息的方法辩解,并称之为是对患者自主权的尊重。[13]

有人会争议这里的问题是"自主性"在不同文化中的定义不尽相同。日本人不会从西方个人主义的视角考虑自主性，而是在将个体视为一个群体（如以一个家庭为单位）中的一员的文化背景下理解自主性。著名的日本生命伦理学家木村利人博士指出：日本人意识中的自主性可以这样理解，"自主性的独特之处可以被释义为在'相关自主性'的框架内或者在寻求与他人和谐关系中作出自主性决策。"[19]这种解释或许可以为医生首先将诊断告知家庭成员，而非告知患者的行为提供充分的理由。

这个病例同样说明日本人将一个得了绝症的患者生命的最后阶段视为是脆弱和不堪一击的。虽然许多患了重病的日本人事实上是可以对有关他们的治疗方案作出决策的，然而日本的医生和家庭成员通常很严肃地对待患者，就好像她完全失去了自我决策能力。因而他们认为不告知患者她的诊断是对患者的一种关爱，正如不考虑患者的意愿替他们作出治疗决策也是一种关爱一样。结果就是，由医生和家庭成员双方共同组成了家长式的决策者。

三、《心灵病房》和日本医务人员

如前所示，在美国实施的"告知真相"的医疗实践可能会在日本的医疗背景下引发矛盾，我们可以在《心灵病房》的第一个场景中，当柯勒坎医生直白地告知薇薇安："你得了癌症"时就看出端倪。尽管如此，《心灵病房》还是可以有效地使日本医生了解在美国种种不同的医疗实践，帮助他们对日本的医疗实践进行反思，并从自己的医疗实践中认识到所涉及的伦理问题。他们知道自己关爱患者的方式不同于美国医生，并且会思考哪一种医疗实践在为患者提供医疗关爱时是有价值的，同时从不同的视角出发，认识到他们的做法在哪些地方是不符合伦理道德的。

在《心灵病房》中，医生告知薇薇安她的身体状况的方式可以直接提示日本的医生和医疗工作者（特别是在日本一般的医疗实践中，就患者的自主权、隐私权和保密权而言）此种方式可以被视为是符合医疗伦理方面的一个警示，不然他们或许会失去为患者提供人性关怀的机会。这个场景可以帮助他们认识到：诚实地告知患者，即使是一个非常负面的诊断，都是维护患者隐私、增强医生在防止医疗泄密方面的责任感的一种医疗实践；这同时也可以提示他们，患者的医疗信息仅属于患者本人，而不是他的家庭成员，未经患者同意而将患者信息透露给家庭成员意味着对患者隐私的冒犯。而且他们需要考虑，如果医生没有告知薇薇安对她的疾病诊断，她也不可能有机会对最为隐私和严肃的个体死亡事件作出选择。总之，不告知患者真相的行为可以被视为是剥夺了最重要的患者关于如何结束自己生命的选择机会。考虑到这些因素，日本医生可以开始思考，他们首先告知患者家庭成员诊断结果是对患者隐私的冒犯，也是削弱了患者自主决策能力的一种常见的医疗实践。

日本医生也可以考虑其他可以更好地关爱患者的医疗方式。因为没有告知患者对他们的诊断，医生失去了为患者提供人性关怀的机会。如果《心灵病房》中的医生没有告诉薇薇安真实的诊断，她的私人护士苏希也不可能和她谈论即将来临的有关生和死的抉择，亦不可能对她进行精心的护理。我认为告知患者真实诊断的临床实践不是一件简单的事，但是临床医生需要更为认真思考的问题是如何人性化地对待患者并和他们保持一种积极的关系。

我确信使日本医务人员熟悉各种背景的医疗文化可以帮助他们客观地理解和反思自己的医疗实践，这样他们可以更深地了解自己的医疗文化。如果他们能够从某些固定的传统观念中解脱出来，他们的医疗实践就有很大可能得到改善。因此，使用西方教育资源，如《心灵病房》这样的电影，可以帮助那些未来的日本或者非西方医务人员在他们未来的医疗实践中变得更加富有人性。

结语

西方医学资源可以在非西方教育环境中的以下两个方面加以运用。首先，帮助有追求的医务人员明白超越不同文化的重大问题；其次，允许他们在医疗实践中辨识出重要的与文化相关的问题。日本的医务人员可以从第一点中理解患者的观点、重病在患者生命中的作用、患者在医院所面临的困难处境。他们也可以从《心灵病房》中学到应该如何人性化地对待患者。关于第二点，他们可以了解西方医务人员对待患者的不同方式，从而对日本的医疗实践进行反思，辨识出可能会在西方视角下被认为是不符合伦理的医疗方式。

在对两个国家的医疗实践进行对比时，我特别审视了患者自主权和告知真相的例子，将之视为在西方国家和日本不同医疗文化和价值中可能出现的潜在的冲突。从医学教育来看，我认为非西方教育者不应无视这种冲突，相反要借此机会反思为何他们的医疗文化不能被广泛接受，从而创造改善关爱患者的机会。非西方医生可以被《心灵病房》这样的西方教育资源所激励而进行这方面的反思，因此，《心灵病房》在对医务人员进行人性化医疗实践教育的课程中具有宝贵的价值。

参考文献与注释

[1] 龟田医疗大学成立于1948年。大学现有住院部一个，床位有九百多张；另有一所独立的综合门诊，配有19个住院床位。龟田医疗大学是全日本第一家通过国际联合委员会（the Joint Commission International）认证的医疗机构。该委员会在推动医疗质量提高方面发挥着全球领袖的作用。更多关于龟田医疗大学的信息，请见其网站：http：//www. kameda. com/us/index. html。本文参引自该网页2012年6月15日的版本。

[2] 我曾在德鲁大学（Drew University）和拉瑞坦湾医疗中心（Raritan Bay Medical Center）就读医学人文专业，期间曾在课上两次观看这部影片。我与此片的渊源由此开始。此后我又在美国生命伦理与人文学会（the American Society of Bioethics and Humanities）2002年的年会上再次欣赏了此片。当时放映此片意在展示电影在医学人文教育中的应用。关于"《心灵病房》影视项目"的详细信息可在网上查阅，网址是：http：//www. growthhouse. org/witfilmproject/index. html。本文参引自该网页2012年6月18日的版本。

[3] Margaret Edson. *Wit*. New York：Straus and Giroux，1993.

[4] 所谓"全力抢救"是指病人允许医生动用一切手段挽救其生命。

[5] John D. Skykes, Jr. Wit, pride and the resurrection：Margaret Edson's play and John Donne's poetry. Renascence 55, 2 (2003)：163-174.

[6] Ellen A. Foster, a rigorous mind meets her yielding body：Intellectual life and meaning-making in wit. Annals of Internal Medicine, 147.5 (2007)：353-356.

[7] 有两位作者分别在其著作中回顾性地介绍了这四条原则的生命伦理学框架提出过程，这两篇文章分别是：Tom L. Beauchamp, the origins, goals, and core commitments of the belmont report and principles of biomedical ethics. James F. Childress, principles of biomedical ethics：reflections on a work in progress //Jennifer K. Walter and Eran P. Klein eds. *The story of bioethics：from seminal works to contemporary explorations*, (Washington, DC：Georgetown University Press, 2003).

[8] 本书的第6版暨最新版出版于2009年。此处第1版的措辞是"自主权原则"；作者在第3版中将其改为"尊重自主权原则"。本文此处引用的是第5版：Principles of biomedical ethics. 5th ed. New York：Oxford University Press, 2009：13。

[9] James F. Childress, and Tom L. Beanchamp. Principles of biomedical ethics. 5th ed. New York：Oxford University Press, 2009：100.

[10] James F. Childress and Tom L. Beanchamp. Principles of biomedical ethics. 5th ed. New York: Oxford University Press, 2009: 103.

[11] Tom L. Beanchamp, James F. Childress. Principles of biomedical ethics. 4th ed. New York: Oxford University Press, 1994: 127.

[12] Seimei-igakurinnri 生命医学伦理第3版 Yukimasa Nagayasu（永安幸正）和 Norio Tachiki（立木教夫）翻译（Tokyo 东京: Seibunndo 成文堂，1997），第5版由 Norio Tachiki（立木教夫）和 Toshitaka Adachi（足立智孝）翻译（Kashiwa 柏: Reitaku University Press 麗澤大学出版会，2009）.

[13] Akira, Michael D. Fetters and Todd S. Elwyn, family consent, communication, and advance directives for cancer disclosure: A Japanese case and discussion. Journal of Medical Ethics, 25 (4), 1999 25 (4): 296-301.

[14] Susan O. Long sø1, and Bruce D. Long. Curable cancers and fatal ulcers, attitudes toward cancer in Japan. Social Science and Medicine, 1982, 16: 2101-2108.

[15] Michael DF. The family in medical decision making: Japanese perspectives. Journal of Clinical Ethics 9, 1998: 143-157.

[16] Tomoaki Tsuchida. From ethos to ethics: Japanese views on life and death. // Institute of Medical Humanities, Kitasato University School of Medicine Toward a new replenishment of medical education and hospital service. Tokyo（東京）: Shinzansha（信山社），1992，319-325.

[17] Yoshihiko Komatsu, Shi wa kyomeisuru [Death is Resonating]（Tokyo（東京）: Keiso-shobo（勁草書房），1996）.

[18] Freedman B. Offering truth: One ethical approach to the uninformed cancer patient. Archives of Internal Medicine, 1993, 153: 572-576.

[19] Rihito Kimura. Contemporary Japan. // Encyclopedia of Bioethics, 3rd ed.

·文学、艺术及其医学解读·

《变形记》的医学情境解读

庄 昱

卡夫卡的《变形记》内涵丰富，一直以来受学术界关注。学界的解读往往关注其艺术手法和主题内涵。[1]众多的主题内涵解读，几乎都涵盖了对作者和他所处环境的考察，解读也因此都落脚于人与社会之互动和互动中施加于人的"异化"（或"非人化"）。[2-4]这固然是很好的解释，但是这种解读是将小说中塑造的人物理解为作者的附属品，用小说中的人物来理解作者。在这种以作者为中心的文本解读的模式中，小说中的人物只是理解作者的一个手段；把人当作手段，则人永远都不是一个完整的人。那么，以这种"非人之人"来论证"完整人"之异化，则有失严谨。另外，仅仅从作者的角度解读小说，将损失小说更为丰富的阅读。基于此，本文把小说中的人物理解成为一个完人，以主人公及其家人为视角进行主题解读。

格里高尔的变形是他身上人的特性的剥离。变形后的格里高尔需要被人照顾，无法与其他人交流。这对于医学工作者来说，很容易触发对失去生活自理能力、处在生命末期患者的联想。在实际工作中，医务工作者很难获知患者的真实所想。而在小说中，卡夫卡使用大量笔墨对主人公格里高尔的心理活动进行了细致的描绘。格里高尔所想，是作者基于主人公的所处环境和所受教养而作出的最自然的思维模拟，所以小说中格里高尔的心理变化可以作为医疗工作者理解患者所处所思的一个启发。

一、听诊格里高尔的心音

如果把关注的中心放到主人公身上——也正如医学人文学界所一直倡导的要以患者为中心——不难发现对主人公影响最大的其实是其社会角色的巨大转变带来的心理创伤。卡夫卡用了约六分之一的篇幅详细描述了卡夫卡变形之初的心理：从最初的对工作的咒骂以平衡自己的认知失调（想去工作却因变形而不能），到对不能去上班可能发生情况的种种担忧，再到老板出现时的惊恐惧怕。格里高尔的心惊胆战远不止这三言两语可以概括；经历这些已经十分难耐，而这些心理创伤带来的影响更是旷日持久的。不难发现，变形后的主人公变得极为脆弱而敏感，行事也与以前大不相同。文章第二部分对他的这种状态有一段极好的描述："他担忧地构思着茫然的未来，但都得到同一个结论：那就是目前他必须静静地躺着，培养耐心和极大的体谅之心来帮助家人克服他的处境所带给他们的不便。"[6]格里高尔在丧失个人自理能力之后，拥有大量的时间去思考。越来越多的思考只能使他变得越发敏感。与此同时，他无法与他人交流的特性使他更加脆弱。他的生命中曾经的社会行为已然不见，取而代之的是吃喝等维持生存的生物本能行为。一个曾经的家庭支柱现在沦为家庭的负担等剧变使他不断感到羞耻，并不可逆转地恶化了他的精神状态。人的精神承受力是有限的，一件件琐事的叠加总会积重难返。

庄昱，北京大学医学部生物医学英语专业2010级

可悲的是，医务工作者很少关注那些丧失自理能力患者所经历的社会角色变化所带来的心理创伤。世界卫生组织关于健康的定义早已耳熟能详，但真正能在医学实践中完美结合身体、心理和社会三要素的案例却极为罕见。遥远的卡夫卡也许已经揭示了，真正的创伤存在于心理的层面，而这很大程度上是现代"技术主义"和"碎片化医学"[7]鞭长而莫及的。关注着人文精神的医学是必须在医治疾病的同时关注病人心理健康的。帮助病人减轻个人精神负担首先应做到不给病人带来更多的精神负担和心理压力。医务工作者和家属对病人的治疗和护理应适合其心理特征，使病人免于遭受更大的负罪感甚至羞愧。这体现的正是无害原则，医学在帮助病人康复身体的同时不应该对其身体心理造成更多的伤害。这是一种治疗和护理的境界。文中格里高尔喜欢偷听有关他的一切，这种心理其实广泛地存在于每一个缺乏交流的人身上。这提示了医务人员与家属举手投足间流露出的眼神、不经意间的言语都很可能极大地影响病人的心理。因此，营造良好的精神卫生环境具有广泛的必要性。而且，这是一种减少医源性心理伤害的极好方向。

格里高尔的种种遭遇，即是丧失自理能力病人的真实写照。以上对于格里高尔变形后的心理解读，实际上是怀抱人文精神的医务工作者对病人应有的关切。

二、家人的行为评估

与生活不能自理的病人接触最多的一群人即是他们的家属。在病人罹患病痛的同时，家人也承担着压力，甚至忍受着折磨。卡夫卡对格里高尔家人的勾勒则是对丧失自理能力病人的家属解读的珍贵材料。

小说中，格里高尔的家人承受了巨大的压力。格里高尔的母亲无法接受儿子变形的事实，两次晕倒。他的父亲被迫重新承担起支撑整个家庭的责任。父亲在睡时不愿脱去制服，时刻保持警惕准备工作。当睡在沙发上的父亲被母亲和妹妹拉着去床上的时候，他感慨道："什么生活呀！这就是我安详平静的晚年啊！"[6]本该安详平静的晚年被横祸打断，他身心俱疲，被迫担当维持家业，更悲哀的是生活没有留给他向好的方向发展的希望。生活在压力与绝望之中的父亲无法乐观地对待生活，友善地对待那个曾经的儿子。他与儿子之间发生两次冲突，用苹果击打格里高尔并最终使其严重负伤。另外，父亲和格里高尔的朋友在得知格里高尔的变形之后不但没有提供任何帮助，反而销声匿迹。固然，世态炎凉自此可窥一斑，而这种"朋友"行为也暗示了社会对"变形"的不理解导致的极端恐惧。相应的，在医学界，很多患者因为罹患怪病而为社会隔离。如艾滋病病毒携带者，仅仅因为其所携带病毒具有传染性就被社会疏远，甚至污名化。这些不仅给患者带来不可估量的伤害，同时也会中伤患者的家属。小说中房客要求退房的行动极大地激怒了父亲。格里高尔的父亲孤立无援，在勉强维持家庭生计的压力之下还要承受来自社会的压力。社会带给患者及其家属的不是包容而是伤害。其实这些都是对异化的恐惧，对疾病的不了解、不接受而引发的对抗与冲突。临危受命的父亲使足千钧之力却无力改变悲剧发生的轨迹。

妹妹为格里高尔提供了必需的照顾，也因此成为最"懂"格里高尔的人。格里高尔在丧失言语交流的能力以后，他的一切喜好（想法）都需要一个人来向外界传达。然而，最"懂"他的妹妹却没能准确地传达他的所想。在她和母亲争论是否应该把格里高尔屋里的家具搬出的时候，妹妹提供了专家意见，[6]也最终将家具搬出了房间。然而这个决定却是与格里高尔和母亲相冲突的。小说中"专家意见"的结果是使得屋子丧失人气，使主人公徒增悲伤。这个专家意见是妹妹基于对格里高尔的照顾经验而形成的判断，同时由于其他人对主人公照顾的缺位，妹妹的话语具有绝对地位。这种具有决定性的建议往往由专家提供。因为专家在该领域掌握最多的信息，拥有最多的经验。在信息高度不对称的医学领域，医学工作者、医学专家的建议拥有不可估量的影响力。医学专家有责任在关键时刻提供自己的意见，其中自然包括判断病人的真实想法，或者协助家属代理病人作出决定。所以我们要小心地对待病人的经验：经验大多正确，但也常常会忽略一些没有掌握的但可以对结论带来的决定性影响的信息。所以，专家应常怀谨慎之心，防范好心办坏事和无意识暴力的发生。

三、医学悲情何以成为人间悲剧

主人公是悲情的。格里高尔的变形是一种正常态的偏离，正如疾病将病人置于非健康的状态。这次变形甚至可以理解为一种医学界尚未认知、无法治愈的疾病。基于此，主人公正是那些身患怪疾、无望治愈的病人群中的一员。罹患疾病而医学却无能为力已是悲情；而如果维持生命（护理）带来的是更多的伤害，家人代理又并非恰如其人，那么病人需要忍受的不但是疾患带来的不适，更有心理的痛楚。这即是悲情：它们构成了悲剧发生的基石，它们的存在使得人们对主人公的境遇产生怜悯之情。但仅仅是悲情的医学要素的叠加不足以构成人间悲剧。因为悲剧是人与优势力量博弈，而其中被毁灭的人的价值，将唤起对人的价值的珍视。

促使格里高尔的悲情发展成悲剧的是家人对他的抛弃。家人对抗的是维持全家生计的压力，是社会对异化不容许的巨大影响力。面对这些优势力量，家人选择了毁灭格里高尔。家人的讨论和最终对他放弃的结论，迫使格里高尔不得不选择自我毁灭。家人的选择看似情势所迫，实则是形而上和功利主义相交织的结果。家人根据外形判定现在的格里高尔不再是一个家人（人），而是一个怪物。这实际是割裂了格里高尔这一存在的过去与现在：格里高尔这一存在，在过去是一个人，而现在只是一个非人。变形剥夺的只是他的人形，而基于形而上哲学的非人判定剥夺的则是他的人性，这一判定促成了主人公的最大悲剧。人们普遍认为，人的存在是以时间为范畴的，即人的存在只有在活着的时候才是真正的人的存在，死亡是对活的存在的终结；但是，如果原是人的存在但在生活的过程中丧失了一些人的要素，那么他是否是人就是一个未定的话题了。如果形而上地认识人的存在，那么必将带来如格里高尔悲剧的结局。另外，家人的功利主义思维模式也极大地侵犯了主人公的人性。文中家人认为抛弃格里高尔将会给家庭带来最大的解脱和最大的愉悦。所以他们认为格里高尔应该从世界上消失。他们实际是把格里高尔这个人当成了完成自己幸福的手段。如果通过牺牲将死之人可以达到生者的幸福，那么一定会有一些活着的人因为利益冲突而被定义为"将死之人"，因为这样他就可以被与其利益有冲突的其他生者谋杀。这样就可以达成其他活着的人的幸福。社会就会沦为人人反对人人的状态，毫无安全可言。这种可能的道德滑坡将是一场灾难，而灾难的根源就是功利主义思考模式中固有的只从结果考虑而忽视人之为人的前提。所以，"变形"的医学悲情使家人在对人性的忽视下，最终化成了悲剧。

然而，主人公的悲剧却成为了家人的喜剧。大悲大喜之间的反差，更突显了主人公悲剧背后的沉重——人的沉重。家人对他的照顾是义务；放在有极重的家庭文化和患难时对家庭的极度依赖情节的国内更是如此。承认家人的身份就意味着承担家人的责任。同样，承认人的存在就意味着承担人应尽的责任，而其中最基础的是以人为本，尊重人。然而在医疗实践中，完全尊重一个患者而作出的决定却往往与直觉的最优解和习以为常的解格格不入。这之间的差距，也许是人文精神的缺位所致。怀抱人文关怀，可以最大程度地避免人的价值被毁灭。以人为本，尊重每一个人，给人带来巨大的枷锁和永远无法挣脱的牢笼。这种枷锁是人的骄傲所在，人因承担而营造了自己的道德话语体系，也因此可以分辨美与丑、善与恶，所以能感知幸福。而只有能感知幸福的人才能理解被撕碎的幸福与美好，才能理解悲剧，才能珍视人的价值。

将《变形记》植入医学情境中，带来了对文章更加丰富的解读；医学与文学的互动使得医学中人的属性得到更好的表达。在卡夫卡的小说中，格里高尔在忍受身体疾患的同时更遭受了心理创伤；家人在无力应对变化的同时也会好心办坏事，伤害主人公。在这些悲情要素之上，家人基于形而上和功利主义的思考而决定对格里高尔的抛弃构成了真正的人间悲剧。医学情境下的《变形记》提示医学工作者应该减轻病人受到的二次伤害，避免医学上已然发生的悲情沦为人间悲剧。然而这些提示带给我们的是更多的思考：如何才能避免病人在接受医学治疗和护理的时候受到更多的伤害？家人对于无望治愈的病人是否可以放弃？如何才能使医学上已然发生的悲情不沦为人间悲剧？这些思考有时是沉重的，但却是拥抱人文精神的一个必须过程。虽然很多时候这些问题没有一劳永逸的解，但是我们却可以不断地向善，不断地为医学中"人"这一属性增加砝码。只有这样，医学才能避免"技术主义"带来的恶果，才能真正地回归人的医学。

参考文献

[1] 梅进文.《变形记》研究综述. 大众文艺, 2011: 156-157.
[2] 池内纪.『カフカの描き方』. 東京都：新潮社. 2004: 10-203.
[3] 彭攀峰.《变形记》的存在主义意蕴. 语文教学与研究, 2012: 98-99.
[4] 张伟, 乔华.《变形记》体现的多学科思考. 边疆经济与文化, 2012: 124-125.
[5] 程炼. 伦理学导论. 北京：北京大学出版社. 2008: 174-176.
[6] 卡夫卡, 徐向英译. 变形记: 英汉对照. 北京：中国书籍出版社, 2008: 47-91.
[7] 王一方. 医学人文的复兴与职业信仰的重建. //张大庆主编. 中国医学人文评论. 北京：北京大学医学出版社, 2007, 1: 1-3.

欢乐背后的忧郁

——肺结核对华托绘画风格的影响

侯跃隆

艺术和医学在历史上曾经有过几次结合，且每一次结合都为艺术和医学注入新鲜的血液，让医学和艺术在交融中焕发出新的光芒。

第一次是古希腊雕像和人体解剖学的结合。古希腊的雕塑，比如米隆的《掷铁饼者》（彩图1），它生动形象地展现了运动员在掷出铁饼之前的动作，充分表现了肌肉和骨骼之间的联系。

第二次是在文艺复兴时期，达·芬奇进行了人体解剖、人体形态图的绘制。如彩图2，他不但精确地绘制了人体的骨架，也精确地绘制了人体的各个器官的结构，这是文艺复兴时期的重大进步，促进了人体解剖学的进步和发展。

第三次是现代医学中的解剖图谱的绘制。虽然现代科技可以精准地用照相技术记录人体结构，但是人体的正常形态不能根据某一个人的器官位置确定，而是通过成千上万个解剖标本，经过统计得到的。因此，即使有了先进的照相设备，也是无济于事，还需借助绘画，根据统计结果，将标准的结构绘制在一张图上。由此看来，医学和艺术过去是分不开的，现在也是分不开的，以后还将是不可分割的。

然而，这些联系都过多地关注了艺术作品或者医学本身，没有更多地以一种人文关怀去看待艺术家，没有将艺术家患病前后的身心感受与其创作联系起来。肉体是精神存在的基础，而精神又对肉体产生影响，艺术是人类精神的体现，疾病关系着肉体的存在与消亡。通过这种相互联系，艺术和疾病便有了交集。本文通过解读华托（Jean Antonie Watteau，1684—1721）生平，对比其患肺结核前后的风格变化，推断出肺结核是使华托绘画风格转变的重要原因。

华托是罗可可（也称"洛可可"）时代的著名画家。在患肺结核之后，华托的许多表现欢乐场景的画作中经常出现一个忧伤的人物，这个人物的面容和肺结核病人的症状有诸多相似之处。本文将华托与两位未曾患过肺结核的罗可可时代的艺术画坛巨匠布歇（Francois Boucher，1703—1770）和弗拉戈纳尔（Jean-Honore Fragonard，1732—1806）对比，发现后两位画家的画作中几乎没有表现欢乐背后的忧郁，这似乎说明了华托的忧郁不是罗可可时代造成的，而是在肺结核影响下华托的自我感情抒发。本文同时试图说明将美术和医学相结合的重要意义。

研究中发现，人们对华托肺结核病与其画风改变的关系研究较少，有些研究也只是将华托患有肺结核粗略地加以说明，并没有注意到，华托画中人物独有的淡淡的忧郁和那红润的面庞，而这恰恰是典型的肺结核病人的临床表现。这一研究将华托的绘画风格和其患有结核病联系起来，在一定程度上解释了华托画中的人物往往带有淡淡忧郁的原因，也填补了医学和绘画这一交叉领域的空白。

如果在"中国知网"上输入"美术"这一关键词，有134 005条，如果输入"医学"这一关键词，也有488 646条，然而如果将"美术"和"医学"这两个与人们息息相关的学科同时作为

侯跃隆，北京大学医学部生物医学英语专业，2011级

关键词输入时，只有277条（截至2013年5月11日），且主要集中在医学院校的美术教育、解剖图绘制方面，这些文献大都发表在医学期刊中。

文献中极少结合美术家的生平并采用临床医学方式，对艺术家患病前后的艺术风格进行比较。本文通过结合临床医学知识，分析患病艺术家的感受，进而深入讨论疾病导致艺术家的风格发生了何种转变，患某种疾病是否会导致某种特定风格的产生，或者艺术家某种风格的成因是否可以归结于他患有某种疾病。由于这方面的研究较少，基本上处于空白阶段，所以研究疾病和艺术风格之间的联系具有重要意义，本文在结论部分阐述了研究的不足和研究的意义。

一、罗可可时代

对于欧洲来说，18世纪不仅是一个科学技术迅猛发展的时期，也是一个多种艺术交相辉映的时期。极具情感、动感、力度的巴洛克与温柔、奢华、浪漫的罗可可在这个世纪相互碰撞。罗可可（Rococo）是从法语rocaille转化过来，意思是"用贝壳装饰"。[1]巴洛克（Baroque）风格给观者一种震慑感，而罗可可风格却是给人造出纤细灵巧之感。罗可可有着一种可爱的、人为的优美。[2]人们通常认为，罗可可艺术源自巴黎，并逐渐传播到欧洲其他国家，诸如意大利也有体现。罗可可不但是一个风格的概念，也是一个时期的划分单位。罗可可的时段为1700—1775年，大约是路易十四在位的时期。[3]号称"太阳王"的路易十四是第一位称雄于欧洲的法国皇帝，他建立了凡尔赛宫、法兰西学院和皇家绘画雕刻学院，法国也因此成为了欧洲古典艺术的中心。[4]也有资料将18世纪20年代之前称为过渡期，18世纪20年代以后是罗可可艺术与市民艺术相互对抗阶段，而18世纪70年代之后，则是新古典主义了。[5]但也有学者认为，不能用时间来判断一件作品是否可归入罗可可风格，是否可归入罗可可风格在于一件作品是否具有罗可可特征。[6]

在罗可可时代，出现了许多绘画大师，其中较为著名的法国大师有华托、布歇、弗拉戈纳尔。虽然著名法国画家夏尔丹也出生在罗可可时代，但是他的风格和罗可可却有些不同，他流传下来的作品多为静物画。由于其绘画内容多为没有情感的物，因此在本文中不对他加以详述。当然，罗可可艺术也传播到欧洲的其他国家，意大利画家蒂耶波洛就是罗可可时期的典型代表。在这些艺术大师的画作中，唯有华托的作品中闪现着忧郁的情感，而且这种忧郁情感的表达也独具特色：他不是将整幅画面置于悲伤之中，而是将悲伤置于欢乐中，进而越发显示出悲伤。

二、华托的忧伤与肺结核

华托1684年出生于法国，孩童时代便开始学习绘画，并由此走上了绘画的道路。华托一生坎坷，虽然早年罗马大奖落选，生活穷困潦倒，但是他并没有在早年的画作中表现出悲伤，却在1717年之后的作品中接连不断地展现了忧伤之情。很显然，华托画作中的悲伤和其穷困潦倒是没有特别大的联系的。如果认为这种华丽的忧伤是罗可可艺术的特征，这也需要继续推敲。因为，罗可可艺术产生于宫廷贵族，迎合的是统治者的审美需求和趣味。[7]有人评价，罗可可时代是一个"既无耻又热情的时代"，浪荡公子和风骚女人们享受着爱情，这些人贪生怕死，怕受苦。[8]享乐主义艺术是这个时代的主题，[9]这样的时代是不欢迎表达忧伤的，没有哪个富有的贵族希望把一张展现忧伤的画挂在墙上当作装饰。华托却能不受时代的约束，继续表达其忧伤之情，这一定是他发自内心的情感表达。因为如果不是为了表达情感，没有谁愿意逆着时代，做费力不讨好的事情。

袁宝林在《欧洲美术——从罗可可到浪漫主义》一书中认为，华托在1709年被发现染上了肺结核，但是，他并没有指出这个依据的出处。在其他资料中并没有指出华托患有肺结核的具体时间。《透视艺术家与时代之华托》（Antoine Watteau：Perspectives on the Artist and the Culture of His Time）一书指出，华托为了治疗肺结核，1718—1720年多次往返于英国和法国，[10]然而却没有指出华托最初被确诊患肺结核的时间。从华托多次往返英国和法国的经历来看，这时他的肺结核已经比较严重，此时，肺结核应该深深地影响了他的画风。即使华托在1709年就已经感染了肺结核，但是由于肺结核还没有对他的身体造成严重影响，所以他的画风在1709年到1716年间变化不是非常明显，但是在1717年后，他的画风改变很大。我推断，华托可能在1709年或者1709年之后的几年间感染了肺结核，但是病情不是很严重。因为潜伏的结核杆菌可以停止繁殖，处于休眠状态，当机体抵抗能力减弱时，这些病灶内的结核菌便再度活跃。[11]而后由于生活不如意等抑郁因素，导致了肺结核的加重，并在这个加重的过程中画风逐渐改变。到了1717年已经明显表露出不同，而后病情继续加重，便有了1718—1720年去英国求医的事情的发生。

其实，过于细究华托到底什么时候患病的意义不是很大，因为画家的风格转变是一个渐变的过程，不是一个得病与否的突变的过程。因此，即使知道得病的具体日期，也很难分辨出得病前后一个月，乃至一年的绘画风格的变化。但是，如果分析患病前和病重两个特定时期的画作，就会发现画风的变化是非常明显的。

华托早年的画，虽然风格上仍然不十分成熟，但是在线条的流畅程度和光影的处理上却可看出大师的风采，能够充分地表达人物的内心情感。

如彩图3的《法国喜剧演员》（Actors of the Comedie‐Francaise），画面中间的黑人小孩似乎被桌子上的某种东西深深吸引，左边的妇女似乎在注视中间穿着亮丽的妇女，这位衣着靓丽的妇女也似乎在思考如何将下一场剧演好。画面中的两位男性，一个十分骄傲与自豪，一个在淡然地思考。从这幅画中看不出半点儿忧伤。

如彩图4，1714年华托的《法国喜剧》（The French Comedy）一画中展现出的场景也是欢快的，画面左边远处的人露出了惊奇的神情，他们将目光投向舞台中心，画面左边近处的两位乐手，在弹奏的同时相互对视，展现出欢乐的情趣。画面右侧（彩图5）的人似乎是两对情侣，其中一位男士盯着自己的女伴，而他的女伴将目光投向了舞台中央，另一对男女中的女士也将目光投向了中央，她的男伴则将目光投向了观众。这些人的目光都是有所投射，而不是无所适从，也没有失落的表情。这与华托在1717年之后的画风有很大的不同。

如彩图6，在1716年开始绘制的《坐立的妇女》（Seated Woman）中，画中穿着美丽连衣裙的妇女将右手放在胸口，略略抬起左手，露出淡淡的微笑。她那略微上扬的嘴唇就如同一弯新月，双眼略闭，又似乎眯缝着双眼在看自己的左臂。如果仔细观察，可以从中觉察到些许忧伤，但可以说，欢乐安详还是占据主导地位的。我认为，这是华托画风转变过渡时期的作品，也是他略受肺结核影响之后的表现。

那什么是结核病呢？"结核病是世界上最古老而又最顽固的一种主要通过呼吸道传播的慢性传染病，严重威胁人类的健康和生存。"[12]结核病"临床多呈慢性经过，少数可急性起病，常有低热、乏力等全身症状，咳嗽、咯血等呼吸系统表现"，随着病情的加重，病人可能出现结核体质。结核病体质的特征是"全身软弱无力、营养不良、消瘦、苍白、皮肤弹性差。"[11]而华托的许多人物画，尤其是在1717年及以后时期，往往有一个十分忧郁的形象，这个形象往往呈现面部红润、眼睛红肿、对光刺激敏感、身体肌肤苍白的特点，这恰恰与肺结核体质特征相契合。

如彩图7的《发舟西苔岛》（Pilgrimage to Cythera），这幅画本来是表达风神为了帮助人们寻找真爱,在维纳斯诞生不久之后,将她送到西苔岛去,是一幅表达快乐的画面。因为所有的人都已在岛上的爱情之殿中海誓山盟,爱神维纳斯用神奇的魔法,让他们变得无法分离。画家同样运用了爱神丘比特在空中飞舞和散落在地上的那些东西来表达愉快的爱情。东西被散落在地,弃而不管正是为了突出爱情是至高无上的。[13]这幅画中的人物衣着华丽,他们在树荫和花丛中时隐时现,其中也有一些插科打诨的情景,然而画面右侧的女性却带有一丝忧郁,她的面部红润,眼眶也似乎有些红肿。

王一阳在《对于华托〈舟发西苔岛〉的图像分析》一文中,指出了华托忧伤的原因:一是由于他出生于泥瓦匠家庭,为了生活,只能自己闯荡,天生有一种对生活的悲观感;二是他一生流离颠沛,居无定所;三是终生饱受结核病折磨,使他的画中充满孤独凄凉之感;四是他曾用情很深地向巴黎歌剧院的歌剧演员求爱,但被无情地拒绝。[16]然而历史上诸如米开朗基罗、达·芬奇、拉斐尔等许多画家,都经受过生活的颠沛、孤独的折磨、爱情的失意等不顺心之事,而他们的绘画却从来没有华托这么明显的忧愁情调。他们与华托的最大不同,是没有经受过肺结核的长期折磨,这恰恰说明华托是把肺结核的忧郁情感融入了画中。

张全在《绘画中的性——记罗可可画家华托》一文中写到,"在西苔岛这样一个爱意绵绵的情境中却隐含着某种痛苦的情绪,画家在表现欢乐主题的作品时由于自己的特点平添了许多忧伤之感。"[14]这种痛苦的情绪也应该就是受到肺结核的影响。

肺结核"60%～80%的人全身可出现午后低热、夜间盗汗、疲乏无力、食欲不振、消瘦……起初短暂畏寒后呈现39～40℃高热,持续数周后,逐渐变为弛张热,随体温下降,常大量出汗,继之全身疲乏无力,其食欲不振、体重减轻。"[11]因此,肺结核病人由于受到疾病的影响,常常表现为神情忧郁。因为18世纪肺结核为不治之症,他们更担心自己生命的终结。受这种情绪的影响,华托甚至将丰收女神也赋予了这种情绪。

如彩图8,他所画的《克瑞斯》(Ceres,丰收女神)面带忧郁。尤其是她的面部格外地红润,这恰恰是肺结核病人面部的症状:低热、神情倦怠。

随着时间的推移,到了1718年,如彩图9,男子头像(Head of a Man)中,这种面部红润、眼光忧郁,而且眼睛红肿且上翻的特点越来越多地展现于画中。华托似乎不仅是在绘画,也在为医学教材画插图,似乎为医生画出肺结核病人的外表神态。在华托后期的人物画中,不少人物具有此种情态,而且在欢乐的人群中只有一个人展现这种表情。

如彩图10,华托在《梅塞丁像》(Mezzetin)中画了一个乐师弹琴。我们从人物的面部表情可以看出他的忧伤。如果放大了看又会有什么效果呢?将该乐师的面部表情放大(彩图11),我们看到这个人的面部表情和彩图9的人的表情十分相似,同样是面部红润、眼光忧郁,而且眼睛红肿、上翻。如果再去看华托在生命中最后两年的画作,便会发现,具有这样神态的一张脸,在画面中反复出现。不但出现在男性脸上,而且出现在女性的脸上。

如彩图12,在同处于1718—1720年的《吉尔》(Gilles)一画中,人物的情感和梅塞丁像(Mezzetin)有着惊人的相似。这是一位呆呆地站在舞台上的失败者形象(彩图13)。有研究指出,这幅画具有相当的自传因素,包含了艺术家相当强烈的认同感,表达出了一种令人痛苦的情感。吉尔没有笑容,其他人却在逗乐,这是一种笑不出来的心酸。他的目光流露出了无奈与酸楚。如果将其面部放大,可以观察到他的眼皮有些红肿、目光呆滞,有些空洞无神,面部的肌肉僵直。

如彩图14,《法国喜剧家》(The French Comedians)画面中的女性似乎在和画面中的男性传达着爱意,但是如果将图放大来看,画面中的女性的表情又是另一种特点了。

通过比较彩图10、彩图12和彩图14，可以发现，这三个不同人物的面部神态竟然出奇地一致，都是面部红润、眼光忧郁，而且眼睛红肿并上翻，这正是华托对自己患有肺结核时的写照。

《阿尔卡迪亚的爱情与忧伤——记罗可可画家华托》一文认为，华托所绘制的小丑正是画家本人。[15]华托和不少画家一样，有把自己画入画中的习惯，在有些没有画入自己的画中，也一定会融入自身的情感。华托患肺结核之后，应该由于疾病的折磨而产生了这种感受。他虽然没有绘制自画像，但是他将自己患有肺结核之后的神态巧妙地添加到了画面中的人物身上。

三、肺结核对华托情感的影响

首先，肺结核促进了华托惊人的创造力。加拿大医生E·卡尔·艾博特（E. Carl Abbott）认为，肺结核和天才创造性之间有一定联系。他认为，肺结核可以让人具有更加细腻的感受，让人具有"更为灵性的细腻"。他认为结核病让艺术家迸发出了超人的灵感。在近三百年的历史中，很多大艺术家都是患有肺结核的。比如意大利作曲家乔万尼·巴斯蒂塔·佩格莱希（Giovanni Battista Pergolesi）、德国歌剧家卡尔·马里亚·封·韦伯（Carl Maria von Weber）、挪威作曲家民族乐派奠基人爱德华·格里格（Edvard Grieg）等都患有肺结核，他们在肺结核发作，在走向生命的尽头的时候，却迸发出了惊人的创造力。[16]华托也是一样的，在1718—1721年间，他每年创作的作品数量和质量远远超过1718年前。

其次，肺结核也促进了华托的细腻情感的表达。新西兰作家凯瑟琳·曼斯菲尔德（Katherine Manthfield）对肺结核的总结非常精辟。她认为，肺结核可以给病人带来才华和智慧，让病人具有更加纤细敏锐的情感，而且具有强烈的性欲。[16]这句话不但适用于对肺结核病人的描写，也适合对罗可可时代的描写。因为罗可可时代是一个艺术家才华和智慧得到极大展现的时代，也是一个和巴洛克迥乎不同的追求纤细精巧的时代，罗可可时代更是一个贵族生活奢华糜烂的时代。如果仅仅说罗可可华丽精致的风格影响了华托，而忽略华托对罗可可风格的影响是不全面的，因为华托作为罗可可画风的创始人，他对罗可可画风的形成有着不可估量的指导作用。那么又是什么导致了华托具有这种气质呢？法国宫廷的生活、法国的建筑、法国的音乐对他的影响肯定存在，但是还有一个重要的因素就是肺结核。可以说，肺结核影响了华托的风格，华托的风格影响了罗可可时代。

再次，肺结核让华托的细腻情感中融入了忧伤。因为在18世纪，肺结核仍然是不治之症，但肺结核病人又不会立刻离世，使他们不但直接遭受身体上的折磨，更受到面对死神的精神上的折磨。如果分析音乐和画作的情感表达不是很清晰，那么文学家的表达是更直接的。患有肺结核的著名诗人济慈在《夜莺颂》中写到："远远地、远远隐没，让我忘掉你在树叶间从不知道的一切，忘记这疲劳、热病和焦躁，这使人对坐而悲叹的世界；在这里，青春苍白、消瘦、死亡，而'瘫痪'有几根白发在摇摆；在这里，稍一思索就充满了忧伤和灰色的绝望，而'美'保持不住明眸的光彩，新生的爱情活不到明天就枯凋。"这首诗表达的情感和华托有着惊人的相似。华托终身未娶，向往永恒的爱情，但是受肺结核的折磨，而束手无策地逐步走向死亡。由于病痛的折磨，"青春苍白、消瘦、死亡"一定会经常萦绕在他的脑海，这种折磨一定会使人变得忧郁。这种情感和华托画中人物的情感——有爱情、有忧伤是一致的。

有体验，才有精彩。在创作中，许多艺术家把自己画进画中，而有些艺术家比如华托，虽然没有把自己画到其中，但是却把自己的神态及情感等赋予了其中的人物。

四、罗可可时代其他大师与华托的比较

如果选出罗可可时代最著名的三位画家，那一定是华托、布歇和弗拉戈纳尔，而且这三个人具有一脉相承的关系。然而，无论是布歇还是弗拉戈纳尔都没有展现华托独有的忧伤。他们的画作中表现了罗可可时代的欢乐与奢华，甚至是淫荡。

布歇曾经和一位刻版家一起复制了 125 幅华托的作品，而且在《华托的纪念碑》这一铜版画中，"镌刻了饰有桂冠的华托的肖像……下方的小爱神正在刻写赞美他的十四行诗，画架上的一幅画是华托为创作《发舟西苔岛》而作的素描"。[8] 这些画作深刻体现了他对华托的崇拜，也说明他受到华托的影响很大。然而，从他的画作中，却难以找到忧伤的情绪。因此，如果说华托的忧伤是时代的产物是不大正确的。

《蓬巴杜夫人肖像》（Portrait of Madame de Pompadour）是布歇的代表作，蓬巴杜夫人在画中衣着华丽，面部光洁鲜嫩，眼神明亮，[17] 用色鲜艳明快。这说明，罗可可时代不是以忧伤为美的。当然，不排除布歇为了感谢蓬巴杜夫人对他的资助，而将其画得神采奕奕。但是，布歇在画妓女的时候也是用了明快的颜色。如彩图 16，他画中的人物脸上是有红晕的，而不是像华托将红晕往往涂在了眼眶附近。

弗拉戈纳尔是布歇的学生，他在继承华托"雅宴画"、布歇的爱情故事和田园牧歌情调的基础上，发展成为对上层社会风流韵事的描绘。弗拉戈纳尔师从布歇有五年之久，最后一些作品已经达到了以假乱真的程度，如《捉迷藏》。弗拉戈纳尔最著名的画作是《秋千》（The Swing）（彩图 17），这幅画中间是一个美丽的女子，她坐在秋千上，为她推秋千的是她的丈夫，她却放荡地把鞋子踢出去，踢给了她喜欢的躲在前方草坪中的贵族公子。一尊小爱神的雕像位于贵族公子的上方，好像对这场嬉闹忍俊不禁，[7] 注视着这个美丽的女子故意把自己的鞋子踢飞的目的是挑逗自己情人的场景。[1] 这幅画在人物面部表情的处理上和布歇的画作有很大的相似，弗拉戈纳尔也将人物面部的红润涂在脸上，而不是在眼眶部。由以上可以推断，华托的忧伤不是在描绘别人，而是对自己的写照，他不自觉地将肺结核的病人的面部特点融入了画作中的人物。

五、推论及阐释

今天，医疗技术的进步使肺结核已经远不如 18 世纪那么令人生畏。在 18 世纪，肺结核是一种能让人缓慢枯萎的绝症。华托在患肺结核后，并没有意志消沉，却仍然勇敢地与疾病斗争，并在他人生的最后几年中创作了如《杰尔桑店铺招牌》（L'Enseigne de Gersaint）的巨著。人的精神在面对疾病的时候能做到坚强，然而人的肉体在疾病面前却是脆弱的。华托的风格也不可避免地受到了疾病的影响，这种影响并没有降低华托的绘画质量，反而使华托将肺结核带来的忧郁情结有意或无意地融入绘画中，创造了仅仅属于他自己的、独特的忧郁之美。

其实，在发明链霉素之前，历史上有不少著名人物也受到肺结核的折磨。比如《私人日记》（Private Journal）作者阿米尔，《瓦尔登湖》（Walden）的作者梭罗等。如果横向来看，不但结核病对画家的风格产生了影响，某些其他疾病也对画家影响很大。梵·高（Vincent Willem Van Gogh）由于梅毒导致的精神病而在绘画中使用了亮丽的色彩、抽象的内容，创造了仅仅属于他自己的热烈奔放；莫奈（Claude Monet）由于白内障而使绘画层次与色彩变得模糊，创造了仅仅属于他的朦胧之美。疾病对于任何人来说都不能算是件好事，但它也能给艺术家创造出超乎常人

的灵感，导致异乎寻常的风格。或许，恰恰是疾病所引发的独特的绘画风格，将华托、梵·高和莫奈等画家推向了艺术之山的顶峰？

直到今天，疾病仍然影响着艺术家风格的变化。2009年6月，《扬子晚报》报道了美国新泽西州33岁默默无闻的画家艾莉森·西尔瓦因大脑患了致命的海绵状血管瘤，便经常看到五彩缤纷、奇幻瑰丽的画面，也因此灵感泉涌，画出了一幅又一幅才气横溢的作品。艾莉森认为脑瘤是她的灵感源泉，为了不丧失宝贵的"艺术天才"，她作出了一个惊人的决定："为了留住艺术才能，拒做救命手术。"她对艺术的痴迷已经达到了愿意用生命来交换的程度。如果再给这些患病的艺术家一次机会，让他们在患病与否之间选择，说不定他们中还会有人继续选择患病。

由于研究华托的资料来源少和艺术本身不具有可量化的问题存在，本文仍然存在没有解答明确的问题，现归纳如下：

首先，患肺结核的华托是个例，通过归纳分析个例是不能得出普遍性结论的。因此，本文只是强调了肺结核对华托的风格影响，没有讨论肺结核是不是会对所有画家都造成相似的影响。解决这个问题的难处在于：患结核病的人占总人口比例不是很高，从事绘画的人占总人口比例也很低，画作和生平都能流传到今天的著名画家就更少了。因此如果单单研究肺结核对画家的影响可能难以实现，但是仍然存在补救措施，我们可以将研究范围继续扩大，可以从艺术扩大到文学领域，研究结核病对人的精神影响。

其次，如果以人物为横坐标，疾病为纵坐标，本文只是考察了整个坐标平面中的一个点，由于篇幅有限，没有进行深入的横、纵展开。如果能够将所有画家和疾病联合分析，可能会得到更全面的关于艺术风格和疾病的联系。应该能够建立一个画家、疾病和风格的三维立体坐标系，将这三者的关系更加深入地表现出来，让人们能够得到一个更为深刻的理解。

再次，美术欣赏是一个欣赏者和画家通过绘画这一媒介相互交流的过程。在这个过程中，正如"一千个读者有一千个哈姆雷特"，不同的人看同一幅画可能有不同的感受，解读画面蕴含的情感具有很强的主观性，这是艺术本身造成的。设计一个量表来分析画作中人物的感情是有可能的，比如说画作中的人物的嘴角上翘不同度数、眉毛的弯曲程度对应不同快乐指数，采集多个位点来综合判断人物情感。但是这样的分析难度过大，而且也使画面丧失了整体的审美情趣，我认为美术欣赏最好还是不要去做量化工作。

此外，通过分析艺术风格和疾病的联系，对我们更加深刻地解读历史，尤其是医学史，解读古代人的心理都会有很大帮助，这是一项非常有意义的研究。

首先，我们可以利用艺术家的风格变化来推断古代疾病和古代疾病的严重程度。比如，我们今天如果发现了一种新的治疗肺结核的药物，我们可以对病人给药，来观察治疗情况，但是我们不能在人身上进行空白对照试验。因此，可以将一些没有接受药物治疗的古人当作空白对照，来体现药物治疗的有效性。通过研究画家风格的变化和其生病状态，也可以比较分析同一种疾病在古代和现代的严重程度的差异。

其次，如果我们认同画家患病之后会有特定的风格转变，那么就可以根据画作推断当时的医疗卫生情况。尤其是对于一些历史记录空白而只存在绘画的时代，绘画可能就成了发现历史的唯一途径。即使在具有历史记录的时代，绘画也是对历史研究的一种重要补充。

再次，艺术家具有表现张力，艺术家也通常具有比常人更为丰富的情感，他们能够将自己的内心通过艺术这一途径表现出来。我们可以通过比较他们患病前后的情感变化来分析病人的心理状况，并寻求积极心理治疗的途径。在18世纪，肺结核和今天的癌症差不多，因为都是不治之症，而且病人不会立刻死亡，并遭受身体上的痛苦。有些艺术家在得了肺结核之后委靡不振，而有的却因为肺结核而更加积极地面对人生最后的生活。如果我们研究当时肺结核病人的心理状态，不但对肺结核病人，更会对绝症病人的心理治疗起到帮助作用。

参考文献与注释

[1] 杨超. 巴洛克与罗可可的浮华时代：17—18世纪的欧洲艺术. 西安：陕西人民出版社，2011：155-156.
[2] 萨拉·柯耐尔著. 欧阳英，樊小明译. 西方美术风格演变史. 修订版. 杭州：中国美术学院出版社，2008：254.
[3] 丁宁. 西方美术史十五讲. 北京：北京大学出版社，2003：310-314.
[4] 袁宝林主编. 欧洲美术——从罗可可到浪漫主义. 北京：中国人民大学出版社，2004：1.
[5] 李少林主编. 中外文化艺术史丛书——欧洲艺术史. 呼和浩特：内蒙古人民出版社，2006：35.
[6] 米奈著. 孙小金译. 巴洛克与罗可可：艺术与文化. 桂林：广西师范大学出版社，2004：2.
[7] 张少侠. 欧洲美术发展史. 上海：上海书画出版社，2011：3.
[8] 袁宝林主编. 欧洲美术——从罗可可到浪漫主义. 北京：中国人民大学出版社，2004：38-51.
[9] 张石森，岳鑫主编. 巴洛克与罗可可艺术. 呼和浩特：远方出版社，2005：165.
[10] Sheriff M D. Antoine Watteau：Perspectives on the artist and the culture of his time. NJ：Associated University Press，2006：17.
[11] 赵龙凤. 结核病的现代诊断与治疗. 北京：中国医药科技出版社，2001：215-234.
[12] 高微微. 特殊人群的结核病治疗. 北京：科学出版社. 2001：前言3.
[13] 王一阳. 对于华托《舟发西苔岛》的图像分析. 才智，2012，31：140.
[14] 张全. 绘画中的性——记罗可可画家华托. 才智，2010，32：163.
[15] 张全. 阿尔卡迪亚的爱情与忧伤——记罗可可画家华托. 才智，2012，31：145.
[16] 余凤高. 飘零的秋叶——肺结核文化史. 济南：山东画报出版社，2004：129-139.
[17] 张石森、刘慕主编. 西方肖像绘画艺术. 呼和浩特：远方出版社，2005：92.

・医学美学・

医学人文学：医学美学的发端与归属

韩英红　彭庆星

二十多年来，我国医学美学学科与美容医学整体学科的形成和发展相伴相随，相辅相成，相得益彰。彭庆星、何伦曾在《医学与哲学》杂志2012年第2A期发表了《医学美学与人文医学的不解之缘》。[1]今天笔者将再次以此为题阐发并进一步揭示：医学美学起始于医学人文学，其势必回归于医学人文学领域，医学美学与医学人文学有着不解之缘。

一、医学美学从医学人文学发端

医学人文学是在现代生物-心理-社会医学模式的大背景下，以整体医学观为指导，以人本理念为核心的一个新兴医学学科群。它与基础医学、应用医学相匹配共同构筑了后现代整体医学大框架[2-4]。我国医学人文学学者于20世纪80年代在这个医学大框架中首次提出了"医学美学"这一概念。

据学科史料所载，早在20世纪80年代初，《医学与哲学》杂志先后发表了赵登蔚、李振骅、张洪建、孟宪武等学者关于"医学"与"美学"相结合的文章，初步揭示了两者之间的内在联系。此后，全国各地的医学人文学者相继进入系统研究医学美学理论并著书立说的黄金时期。[5]1988年，天津科学技术出版社出版了邱琳枝、彭庆星主编的《医学美学》；[6]翌年11月，丁蕙孙主编的《医学美学》由上海医科大学出版社出版，由此揭开了当代中国医学美学学科的序幕。[5]随后国内学者又编著出版了《中医美学》《护理美学概论》《医学审美基础》《人体美学》等。[7]以此为基础，医学美学学者提出了"美容医学整体学科"理念，并在中华医学会的支持下，根据这一学科理念组建了"中华医学会医学美学与美容学会"，将来自整形外科等相关外科学领域的分支学科美容外科、皮肤科的分支学科美容皮肤科、口腔医学的分支学科美容牙科、中医科的分支学科美容中医科、理疗科的分支学科物理美容技术，以及来自分支学科的医学审美、美容心理学的理论和技能等加以融合，重新组合为一门新兴的"美容医学整体学科"。逐渐形成了一支庞大的医疗美容行业队伍，开创了繁花似锦的美容医学事业，并在国际上独树一帜[8-12]。

二、医学美学学科初创阶段的国内外反响[13]

从总体上看，我国医学美学二十多年的学科发展，来自国内的正面阻力并不多，不仅得到了医学人文学界的支持，而且应用医学界也逐渐理解并自觉应用于临床实践。然而，她当初却遭受到国外医学人文学界的一些疑惑或误解。1989年秋冬交替之际，英国《社会科学与医学》（Social Science & medicine）杂志主编彼得·麦克艾文（Peter J. M. McEwan）致函该杂志编委会

韩英红，北京大学医学人文研究院。彭庆星，宜春医学院美容医学院

的中国籍编委、中国医史文献研究所原所长蔡景峰，询问"医学美学的概念是什么？"并委请蔡为之约稿撰文。

1991年4月，美国得克萨斯大学医学人文学研究所时任所长托马斯·科尔（Thomas R. Cole）给笔者彭庆星来信："你的医学美学（medical aesthetics）是不是医学伦理学（medical ethics）之误？"，"从来没有'医学美学'一说，你可能搞错了吧！"我们作了以下回复："中国学者认为，医学美学与医学伦理学是两个不同的概念。也许美国学者尚未发现医学领域中实际存在的美与审美的现象和规律。欢迎你们随时来中国交流。"

随后，彭庆星与他人合写了《医学美学的兴起与展望》一文，发表在英国《社会科学与医学》杂志1995年第41卷第8期，首次把中国"医学美学"的学科思想介绍到西方。

2002年7月，美国学者安娜·莱恩哈特（Anna-Dee Rinehart）来华参加"第2次国际医学美学与美容医学学术大会"，回国后，给中国专家王光护来信："希望你们来美国帮助我们推广医学美学理论，使得医学美学理论能更好地被人们接受，就像你们在中国做得那样成功"。

三、医学美学促进了中国美容医学整体学科的形成、建设和发展[1,7]

医学美学与美容医学是两大学科体系，它们相互渗透、相得益彰，但不能相互替代。

医学美学是美学与医学相结合的产物，是一门研究医学领域里的美与审美及其规律的医学人文学科。它认为，人体形式美法则等美学理论不仅可以直观地应用到美容医学的美与审美实施中，而且还可以广泛地应用于预防、临床和康复等应用医学领域的美与审美实施中。

二十多年来，医学美学在当代中国美容医学整体学科的创立和发展中发挥了重要的指导作用，主要表现在三个方面：第一，医学美学学者主张并坚持美容医学学科的宗旨，是"以维护、修复和塑造人体美为核心"，极力促进客观上早已存在于临床医学中的整形美容、皮肤美容、口腔美容和中医美容等相关分支学科重组为美容医学整体学科。第二，力求把医学人体美学理论转变成美容医学应用中的学科指导原则和基本操作技能，并取得一定的成果。第三，随着医学美学理论与美容医学应用不断深入结合，促成了美容医学心理学、美容医学伦理学、美容医学法规等美容医学新兴分支学科的形成和发展。

医学美学理论既为美容医学整体学科的形成与发展起了指导作用，也丰富了美容医学整体学科的内涵；而美容医学整体学科的建设和发展，为医学美学理论研究提供了丰富的材料。

美容医学整体学科在我国的发展经历了三个阶段：一是在医学美学指导下，促成美容医学各分支学科重新构建为一个整体学科，初现雏形；二是1990年应上海科技出版社约稿，由中华医学会医学美学与美容学分会组织，张其亮教授主编了《医学美容学》专著（1996年出版），基本上确立了美容医学的学科地位和整体框架；三是1994年7月在昆明召开的"中国现代医学美学与美容学科建设与发展研讨会"，研讨了一系列参政议政文件的"送审稿"，为卫生部的科学决策提供了第一手资料，确立了美容医学的法定地位，进行了美容医学整体学科的归属性诠释。

四、中国美容医学整体学科理念取得国际共识

2006年，国际美容医学联盟（Union International De Medecine Esthetiqu，UIME）终身名誉主席品托（R. Pinto）两次来华考察中国的美容医学学科及宜春学院美容医学院，认为"在医学美学与美容医学理论方面，世界各国尚处于初始阶段，我们要向中国学习"[8-10]。

2007年4月,"中华医学会医学美学与美容学分会"加入UIME。2008年10月,UIME终身秘书长J-J莱格朗(J-J Legrand)特约彭庆星在中国香港就美容医学整体学科理念进行交流,并取得了共识,签署了《学术会谈纪要》。[14]在美容医学整体学科理念上,中外迈入了殊途同归的可喜境界。[14]

2011年5月13—15日,UIME主办的世界美容医学领域里的第18次"奥林匹克"——"第18次世界美容医学大会"在中国北京召开。5月13日,UIME终身秘书长莱格朗在这次大会的"学科建设分会场"作题为《新兴医学学科——美容医学》的学术报告。他指出:"就像在中国,以彭庆星教授为首的中华医学会医学美学与美容学会和宜春学院美容医学院,许多学生正在这个大学接受美容医学教育的课程,他们将会成为中国下一代最棒的美容医学实践者。"[15]

2011年5月14日,UIME的27个会员国的学会主席及近百名专家集体参观北京丽都美容医院时,彭庆星教授总结报告了中国医疗美容事业建设的"六个第一":学科理念、政策法规、机构数量、机构规模、专业技术、专业教育。专家们报以经久不息的掌声。UIME主席艾尔博姆(A. Elbaum)用热情洋溢的发言予以了肯定。[16]

五、美国《美容外科杂志》社论的启示[17]

美国《美容外科杂志》(*Aesthetic Surgery Journal*,ASJ)2013年第1期社论,对美国学科发展的现实进行了客观的描述:"美容医学尚处'婴儿期',希望整形外科医生、面部整形外科医生、皮肤科医生及眼整形外科医生等协作努力,加速其发展。"[17]美国美容医学界之所以希望相关专业医生的协作,无非是希望改变现阶段各相关专业医生"各自为政"的现状,也说明美国的美容医学界正开始考虑实施"整体学科"理念,走学科整合的发展道路。由此带来了三点启示:

启示1:美国的美容医学学科发展尚处"婴儿期",这与品托(R. Pinto)2006年来华考察时对美国美容医学学科所认定的"初始阶段",是同一个意思。

启示2:美国的美容医学学科也开始走学科整合道路,即实施"整体学科"理念,是一个很可喜的进步。

启示3:ASJ社论还强调:"让我们克服不合时宜的'门户之见'及对知识分享的'不情愿',协力促进美容医学的艺术与科学的进步,造福患者!"这是学科建设中的一种科学精神,值得提倡,希望我们中国美容医学界学者们,珍重和学习这种科学精神,杜绝门户之见,"协力促进美容医学的艺术与科学进步"。

美国美容医学学科的发展,比中国迟了二十多年,但中美两国美容医学学科的理念最终不谋而合,归属于同一个学科目标,这反映了现代医学发展的大趋势。

中国美容医学整体学科的发展为何会早于欧美?笔者之一彭庆星以两位资深专家于23年前的交谈进行了解释:

1990年11月16日,即在武汉召开的"中华医学会医学美学与美容学会成立暨学术交流会"(以下简称"武汉会议")结束的那天,中国协和医院皮肤科专家袁兆庄教授与彭教授交谈时说:"这个学科之所以能够起步,要感谢中国的社会主义制度。"就是说,中国特色的社会主义有利于实现"现代生物-心理-社会医学模式"的转变,有利于适应医学整合的发展规律。

1990年11月中下旬,即"武汉会议"结束后的几天内,中国医科大学医学人文学专家王学彦教授在与高景恒教授交谈时说:"你们这样由医学人文学与临床医学等多方面专家组合的学会和学科一定会比其他的学会和学科发展得更快"。为什么医学人文学与临床医学等多方面专家组合的学会和学科一定会比其他的学会和学科发展得更快？因为医学人文学专家立足于人文高度，着眼于整体长远，不至于持"门户之见"，有助于顺应"现代生物-心理-社会医学模式"的转变，而且中国的医学人文学界坚持了医学美学理论的指导，有助于共同促进"美容医学整体学科"的形成和发展。

二十多年来的学科发展史证明了袁、王两位教授的预见。

六、医学美学与美容医学发展的异向归属

如上所述，医学美学与美容医学两者相辅相成，不可相互替代，意味着两者势必都按照各自学科发展的内在规律而发展，而且各自有着不同的终极归属。

2005年8月，在南昌召开了"医学美学与美容医学发展趋势论坛"（以下简称"南昌论坛"）。在明确我国美容医学整体学科定位、对照国际美容医学学科发展现状的基础上，对《中国实用美容整形外科杂志》主编高景恒作的题为《美容医学：第四医学的兴起与发展刍议》的学术报告进行了深入的研讨。大多数与会者开始认识到，我国美容医学整体学科开始出现发展的新趋势，即关于"第四医学"归属的新理念。[11]

该论坛所谓的"第四医学"理念，源于日本当代形成外科专家（国内称成形外科）鬼冢卓弥。[12]经反复讨论，大多数专家认识到"第四医学"的必然性，并认为"'第四医学'不仅限于美容医学，但美容医学是'第四医学'的重要组成部分。"与会专家探讨了"第四医学"内涵和外延。认为其内涵反映在其学科宗旨中：采用药物、器械、手术、技术等医学手段来满足健康求美者的心理需求。这一学科宗旨中的"医学手段"、"健康求美者"和"心理需求"三个关键词，既体现了其医学属性，又体现了它与治疗医学、预防医学和康复医学等以"疾患状态人"为对象的医学学科的区别。其外延，除包括美容医学各分支学科（医学人体美学、美容外科、美容皮肤科、美容牙科、美容中医科、医疗美容技术、美容医学心理、美容医学咨询等）外，还可能包括其他有待认知的学科内容。[11]

如同美容医学发展趋势及其归属那样，医学美学也是按照自身发展的内在规律而发展的，正面临着自身发展趋势及学科归属问题。笔者认为，应在总结多年来医学美学理论研究与美容医学应用相结合的基础上，既深入探讨其基本原理，又力求最广泛地运用于临床、预防、康复、保健、人类环境适应等医学领域的审美实施中，力求最深刻地运用医学美学理论于"维护人的生命活力之美"这一更宽阔的医学领域。医学美学起始于医学人文学，势必回归于医学人文学，成为医学人文学学科群中不可或缺的组成部分。这就是医学美学自身发展的内在规律所决定的发展趋势和归属。

参考文献

[1] 彭庆星等. 医学美学与人文医学的不解之缘. 医学与哲学, 2012, 33 (2A): 64-65.

[2] 阮芳赋. 论医学分类. 医学与哲学, 1981, 1 (3): 425.

[3] 施卫星, 何伦. 生物医学伦理学. 杭州: 浙江教育出版社, 1998: 12.

[4] 潘荣华, 杨芳. 人文医学和医学人文学引论. 中华医院管理杂志, 2002, 18 (10): 611-612.

[5] 彭庆星, 何伦, 刘林嶓等. 我国"美容医学整体学科"概念的演进及归宿. 中华医学美学美容杂志, 2010, 16 (5): 350-351.

[6] 邱琳枝, 彭庆星主编. 医学美学. 天津: 天津科学技术出版社, 1988: 1.

[7] 赵永耀,王向义,曹志明. 中国医学美学与美容医学史略. 南昌:江西科学技术出版社,2009:13-14.
[8] 彭庆星,李世荣. 中外美容医学学科发展的比较研究. 中华医学美学美容杂志,2007,13(3):175-176.
[9] 彭庆星,张其亮,高景恒等. 实现两个"飞跃"的20年——中国医学美学与美容医学学科发展历程回眸. 中华医学美学美容杂志,2010,16(3):插页.
[10] 彭庆星. 中国医学美学与美容医学整体学科在"与世界相互接轨"的道路上前进. 中国美容整形外科杂志,2011,22(1):插页.
[11] 胡骄平,刘林嶓. 把握趋势,抓住机遇,迎接挑战——"医学美学与美容医学发展趋势论坛"纪要. 中国美容医学杂志,2005,14(5):369.
[12] 鬼冢卓弥. 形成外科手术学. 第2版. 日本东京:南二堂出版[日文],1982:3.
[13] 彭庆星. 从昨天的误解到今天的共识——当代中国医学美学与美容医学学科成功走向世界. 中华医学美学美容杂志,2011,2:149-150.
[14] 引自2008年香港会议纪要"Summary of the talk between Dr. J. J. Legrand and Dr. Peng Qingxing. Hong Kong".
[15] 彭庆星. 美容医学学科发展大趋势——重温J-J莱格朗的学术报告有感. 第一届亚洲美容医学大会汇编. 2012,4.
[16] 中国美容医学学科及其事业的建设和发展. 第二届中国整形美容行业监管研讨会汇编. 2012:12.
[17] Casas LA. Why should we foster core specialty collaboration in cosmetic medicine? Aesthetic Surgery Journal, 2013, 33(1):171-173.

医学整合的典范　学科建设的成果

——将"美容医学学科"纳入《学科分类与代码》的建议

张其亮　高景恒　夏兆骥　孙少宣　杨希鏸　刘洪臣　彭庆星

当代中国美容医学整体学科兴起于20世纪80年代末。四分之一个世纪以来，经全国同行专家学者的紧密协作和共同努力，逐渐形成了一支庞大的医疗美容行业队伍，开创了繁花似锦的美容医学事业。这是我国在美容医学领域里实施医学整合的成功实践，可谓是当代医学整合的典范。比照中华人民共和国国家标准《学科分类与代码（GB/T13745－2009）》（以下简称"代码"）[1]，我国美容医学学科基本符合这个法规文件关于学科分类的宗旨、依据和原则。

一、学科分类的宗旨

学科是相对独立的知识体系。《代码》引言指出："人类的活动产生经验，经验的积累和消化形成认识，认识通过思考、归纳、理解、抽象而上升为知识，知识在经过运用并得到验证后进一步发展到科学层面上形成知识体系，处于不断发展和演进的知识体系根据某些共性特征进行划分而成学科。"

20世纪80年代中后期，学者们就开始"积累"和消化人类历史中的美容活动和美容医学活动产生的经验，逐步进入"经验的积累和消化"阶段，在理论与实践相结合的道路上，有意识地提出了美容医学"整体学科"的理念及学科体系构建的设想，并自觉进入"认识"（思考、归纳、理解、抽象）阶段。在相关学术社团的统一部署下，有目的、有计划地组织全国志同道合的专家学者，运用逻辑思维与辩证思维相结合的方法，经过反复推敲、论证，使学科形成渐渐进入"知识→知识体系"的理性化阶段。在专业实践和社会实践中，一个阶段接着一个阶段，一个环节紧扣一个环节，历经近二十年的实践检验，群策群力，不断总结、修正和完善，形成了中国美容医学整体学科的知识体系。以此为基础，确定了中国美容医学整体学科的研究领域在人类知识体系中不可缺少的独立地位，在人类知识体系中所要解决的问题及承担的特殊任务，并逐步被国内外学界所认可。

二、学科分类的依据

对照《代码》要求，依据学科的研究对象、学科的本质属性或特征、学科的研究方法、学科的派生来源、学科的目的和目标，本文从这五个方面来分析我国的美容医学学科。

1. 美容医学学科的研究对象

美容医学学科的研究对象不是传统意义上患有躯体疾病的人，而是"美容就医者"，即一类

作者的工作单位为中南大学附属湘雅二院

没有躯体器官病变、没有功能障碍、非疾病状态的、主动追求自身美化而就医的爱美人群。即一类自认为在容貌和形体上存在某些缺陷或瑕疵，心理上有求美需求的健康人[2-6]。

2. 美容医学学科的本质属性或特征

美容医学学科的本质属性或特征有三个：

（1）学科宗旨不是治病救人和修残补缺，即不是雪中送炭，而是锦上添花。

（2）学科体系不仅包含美容医学特需的基础医学与临床应用技术，还包含一系列特有的医学审美技能及美容心理学诊断技能和治疗技能。

（3）具有丰富的医学人文学内涵。在医学美学、医学心理学技能应用上有别于临床医学，且在专业技术实施过程中的伦理学、社会学和法律学等方面的原则和要求与临床医学大有不同。

3. 美容医学学科的研究方法

我国学者在美容医学学科的研究中，根据各研究阶段的需要，分别采用了三类研究方法：逻辑思维与辩证思维相结合的方法，中国传统的整体思维与系统论相结合的现代科学方法，临床医学、基础医学与医学人文相结合的全方位的医学研究方法[3,4]。

在采用全方位医学研究方法的过程中，经临床应用研究方法扩展了美容外科、美容皮肤科、美容牙科、美容中医科、医疗美容技术等美容医学技术实施项目；经人文医学研究方法取得了医学审美、美容心理学的理论系统和应用技艺成果，取得了美容医学伦理学和美容医学法规等方面的美容医学人文学成果；经基础医学方法取得了美容医学应用解剖学、人体再生医学等美容医学基础研究成果。

4. 美容医学学科的来源

美容医学整体学科中的分支学科各自的来源是：美容外科学源自整形外科及颌面外科、眼耳鼻等相关外科学领域，美容皮肤科学源自皮肤科学，美容牙科学源自口腔医学、美容中医学源自中医学，还有源自理化医疗技术的医疗美容技术及源自人文医学审美技艺、美容心理学技能等通用于各应用分支学科[7]。

5. 美容医学学科的任务、目的和目标

美容医学学科的任务是：在保证健康的前提下，通过医学手段，为那些自认为在容貌和形体上存在某些缺陷或瑕疵，且心理上有求美需要的社会人群美化皮肤、毛发、五官、脸型、四肢、体表器官、躯体形态，优化身心审美状态[3-6]。

美容医学学科的目的是：延缓人的自然衰老，增强人的生命活力美感，提高人的生活质量，使人类年轻、健康、美丽，更好地适应工作、生活、家庭、恋爱等方面的需要。

美容医学学科的目标是：实现"现代生物-心理-社会医学模式"的转变，适应21世纪医学整合的发展大趋势和医学发展规律，适应新世纪社会经济和人民生活需求高速发展的需要。

中国学者认为：美容医学是一门采用化学、物理、生物、审美、心理的各种医学手段来满足健康人求美心理需求的新兴学科，是传统医学的锦上添花，属于非基本医疗需求。

三、学科分类的原则

《代码》规定了科学性、实用性、简明性、兼容性、扩延性、唯一性6条"学科分类原则"。现分析我国的美容医学学科的现状。

1. 科学性原则

科学性原则是指"根据学科所具有的客观的、本质的属性特征及其相互之间的联系,划分不同的从属关系和并列次序,组成一个有序的学科分类体系。"

我国的美容医学学科是一个由美容外科、美容皮肤科、美容牙科、美容中医科、医疗美容技术等应用分支学科及医学美学、美容医学心理学等人文医学学科组合成的一个整体学科系统。各分支学科之间满足科学性原则,具有客观、本质的属性特征及其相互联系,并构成这个整体学科内在的从属关系,组成一个有序的学科分类体系。其相关学术团体和专业技术队伍都是在"美容医学整体学科"的旗帜下,顺理成章地由各分支学科学者组成[5,6]。

国际美容医学联盟终身秘书长J-J勒格朗(J-J Legrand)于2008年10月与中国学者彭庆星在中国香港举行学术会谈,肯定了中国学者关于美容医学学科研究对象、本质特征等上述论断。J-J勒格朗强调,"美容医学与临床医学是并列的学科关系"。并签署了《学术会谈纪要》,取得了国际共识[9-11]。

2. 实用性原则

实用性原则是指"对学科进行分类和编码,应以满足国家宏观管理的应用需求为基本目标,列入分类体系内的学科覆盖领域全面适中。"

中华人民共和国卫生部于2002年的第19号令发布的《医疗美容服务管理办法》(以下简称"第19号部令")可谓是"以满足国家宏观管理的应用需求为基本目标"的重要标志。与"第19号部令"配套的文件还有《医疗美容机构基本标准》《医疗美容技术项目》《临床技术操作规范:美容医学》分册(高景恒、彭庆星主编,人民军医出版社2004年3月出版)等,标示我国美容医学事业领域里的整体性法规系统工程已经构成。相关法规发布以来,有效地满足了"国家宏观管理的应用需求",一经列入为分类体系内的学科,便可"覆盖领域全面适中",符合"满足国家宏观管理的应用需求为基本目标"[3]。

"第19号部令"及其一系列配文件,不仅满足"国家宏观管理的应用需求",而且在国际上也已产生了广泛的影响。据香港《学术会谈纪要》所载:"J-J勒格朗认为中国医疗美容机构、人员、技术的'三准入'情况可供各国借鉴。"[8,9]并当即索取了"第19号部令"的英文版供各国借鉴。

根据国务院医疗改革的规定,医疗服务分基本医疗需求和非基本医疗需求。前者是人民群众的基本医疗需求,属国家承担的责任;后者属市场化的运作[12,13]。

3. 简明性原则

简明性原则指"对学科层次的划分和组合,力求简单明了。"我国美容医学学科分为美容外科、美容牙科、美容皮肤科和美容中医科等分支学科。其层次的划分和组合简单明了。

4. 兼容性原则

兼容性原则指学科分类要"考虑国内传统分类体系的继承性和实用性,并注意提高国际可比性。"并从当今的临床医学、预防医学、康复医学中分离出来,具兼容和简化。

我国美容医学的学科分类,既考虑了"国内传统分类体系的继承性和实用性",又注意到了"国际可比性"的提高。不仅香港《学术会谈纪要》可证实这一点,而且UIME于2011年5月在中国北京主办的"第18次世界美容医学大会"期间,UIME的27个会员国学会的主席等近百名国外专家集体参观了北京丽都美容医院时,一致认可了中国医疗美容事业建设上的

"6个第一",即:学科理念、政策法规、机构数量、机构规模、专业技术、专业教育[13]都是第一。

5. 扩延性原则

扩延性原则是指"根据现代科学技术体系具有高度动态性的特征,应为萌芽中的新兴学科留有余地,以便在分类体系相对稳定的情况下得到扩充和延续。"美容医学学科的概念本来就具有扩延性原则。

鉴于美容医学学科本身具有高度动态性的特征,我国美容医学学者在思考和明确美容医学学科层次的划分和组合时,为仍在萌芽中的新兴分支学科留了充分的余地。例如,近年来出现的微创/无创美容技术、真皮填充除皱术、注射肉毒素和化学剥脱术、全身老化的抗衰老治疗、荷尔蒙美容治疗——展现在眼前;更有光、电、射频、超声、等离子物理学美容技术,药物、填充材料、中胚层疗法、化学剥脱技术等化学美容技术,以及干细胞疗法、组织工程、细胞疗法、细胞因子、抗衰老等人体再生医学美容技术的应用……纷纷展现在眼前。由此推论,我国美容医学学者认为,还应给"美容内科学"留有余地[2,4,14,15]。

6. 唯一性原则

唯一性原则指"在学科分类体系中,一个学科只能用一个名称、一个代码。某学科被调整变更后,其原有的分类代码撤销,不得再赋予其他学科使用。"

美容医学学科只有一个沿用了二十多年的"美容医学"名称,只占用一个代码。

四、美容医学的学科归类

对照《代码》关于学科分类的宗旨、依据和原则,可见我国的美容医学学科业已成熟,并已取得国际共识,无疑是一门具有应用价值、可入编国家标准学科分类的医学学科。至于在国家标准学科分类体系中,美容医学学科应入编于哪一层级,我们提出如下建议方案:

根据香港《学术会谈纪要》关于"美容医学与临床医学是并列的学科关系"所达成的国际共识,可直接将美容医学学科入编归属于国家标准《学科分类与代码》(GB/T13745 - 2009)中:美容医学(370);美容外科学(370.10);美容牙科学(370.20);美容皮肤科学(370.30);美容中医科学(370.40);医疗美容技术(370.60);医学审美技艺(370.70);美容心理学技能(370.80);美容护理与保健学(370.90)。同时给正在孕育中的"美容内科学"留有余地(370.50)。

五、卫生法规参考[16-19]

二十多年来,卫生部的一些现行政策法规可供今天讨论美容医学的学科归类参考:

第一,1994年9月2日,卫医发[1994]第30号文件《关于下发〈医疗机构基本标准〉的通知》中规定了美容医院、美容医疗门诊部、美容医疗诊所和综合性医院医疗美容科等医疗美容机构的基本标准。

第二,1994年9月5日,卫医发[1994]第27号文件《关于下发〈医疗机构诊疗科目名录〉的通知》列入了"14.医疗美容科",并列于"13.皮肤科"和"15精神科"之间。

第三,2002年1月22日,中华人民共和国卫生部令(第19号)发布的《医疗美容服务管理办法》明确规定，"医疗美容科为一级诊疗科目，美容外科、美容牙科、美容皮肤科和美容中医科为二级诊疗科目。"

第四，2002年4月16日，卫医发［2002］103号文件关于印发《美容医疗机构、医疗美容科（室）基本标准（试行）》的通知。

卫生部的这四个文件一脉相承，理应成为国家标准《学科分类与代码》为下一次修订补充"美容医学学科"的政策依据和客观基础。

六、总结

本文明确了"美容医学"是利用包括物理、化学、生物学、心理等医学手段，满足健康人求美心理需求的新兴学科。并且明确了三个关键词：医学手段、健康人、求美心理需求。医学手段决定其属医学范畴；服务对象是健康人，非病态人；服务目的不是疾病的诊治，而是满足求美心理需求。美容医学不同于临床、预防、康复医学的雪中送炭式的基本医疗需求，而是另一类锦上添花式的非基本医疗需求。因此，美容医学学科已从传统的各类医学学科中分化重组为一门独立的医学学科，被列为国家学科分类中的另类医学势在必然。

参考文献

[1] 中华人民共和国国家标准《学科分类与代码（GB/T13745—2009）》[S] 2009：8.
[2] 高景恒，王志军，张晨，等. 再论美容医学. 中国美容整形外科杂志，2009，20（6）：475-476.
[3] 赵永耀，王向义，曹志明. 中国医学美学与美容医学史略. 南昌：江西科学技术出版社，2009：13-14.
[4] 高景恒. 美容医学发展的当今和未来. 华夏医疗美容，2011（9）：64-66.
[5] 彭庆星. 现代医学模式转变与美容医学整体论. 成都：华夏医疗美容，2011，创刊号：72-73.
[6] 彭庆星，赵永耀，丁惠荪等. 医学美学与医学美容整体学科研究. 中华医学美容杂志，1995，1（1）：2-4.
[7] 彭庆星，高景恒，何伦. 我国美容医学发展的总体思路. 中华医学信息导报，1997，15.
[8] 冯龙飞，彭庆星，刘林嶓等. 我国医疗美容事业的"三准入"模式. 中国美容整形外科杂志，2008，19（5）：347.
[9] 参考自2008年香港会议纪要"Summary of the talk between Dr, J. J. Legrand and Dr, Peng Qingxing".
[10] 彭庆星，张其亮，高景恒等. 实现两个"飞跃"的20年——中国医学美学与美容医学学科发展历程回眸. 中华医学美学美容杂志，2010，16（3）：插页.
[11] 高景恒，王忠媛，高树奎等. 美容医学：第四医学的兴起与发展再议. 美容外科主诊医师技术提高班（第二期）讲义. 中国美容整形外科杂志社.
[12] 彭庆星，何伦，刘林嶓等. 我国"美容医学整体学科"概念的演进及归宿. 中华医学美学美容杂志，2010，16（5）：350-351.
[13] 彭庆星. 中国美容医学学科及其事业的建设和发展. 北京：第二届中国整形美容行业监管研讨会汇编. 2012：12.
[14] 高景恒主编. 美容外科学. 北京：北京科学技术出版社，2003：9-19.
[15] 彭庆星. 美容医学学科发展大趋势——重温J-J莱格朗的学术报告有感. 第一届亚洲美容医学大会汇编. 2012. 4.
[16] 中华人民共和国国家卫生部.《关于下发〈医疗机构诊疗科目名录〉的通知》卫医发［1994］第27号文件[EB]. 1994年9月.
[17] 中华人民共和国国家卫生部.《关于下发〈医疗机构基本标准〉的通知》卫医发［1994］第30号文件[EB]. 1994年9月.

[18] 中华人民共和国卫生部令（第19号）发布《医疗美容服务管理办法》[EB]. 2002年1月.
[19] 中华人民共和国国家卫生部. 关于印发《美容医疗机构、医疗美容科（室）基本标准（试行）》的通知[EB]. 2002年4月.

系统论美学思想对医学美学的启发

包柏成

这些年，医学美学的兴起，促进了医学与医学美容的发展，而后者又推动了人们对医学美学理论的探索和总结。作为一位医学临床工作者，长期致力于探索美学理论与医学实践的结合，略有心得，本文便是探索心得之一。文章将从系统论、系统论美学的概念和属性出发，从几个方面探讨系统论美学思想对医学美学的启发。

一、系统论与美学的联姻

所谓系统，就是由相互联系和相互作用的元素构成的统一整体。恩格斯说："我们所接触到的整个自然界形成一个体系，即各种物体相互联系的总体，而我们这里所理解的物体，是指所有的物质存在，从星球到原子，甚至直到以太粒子，如果我们承认以太粒子存在的话。"[1]到了20世纪40年代，人们才对系统有了更为深刻的认识，并由生物学家贝塔朗菲（Bertalanfy）首先创立系统论这门新兴学科。[2]这门学科的任务是研究一切综合系统的一般模式、原则和规律，包括系统概念、理论、分论（控制论、信息论、排队论等）、系统方法论等内容的研究及其应用。系统论是20世纪继相对论和量子力学之后又一伟大的科技革命的成就，它又一次彻底改变了世界的科学图景和当代科学家的思维方式，为解决现代科技和社会经济文化发展中的复杂问题提供了新的锐利的理论武器。它给美学研究同样也提供了有力的借鉴。

系统论与美学的联姻，产生了系统论美学这一分支学科。[2]简言之，这是一门利用系统论思想研究美学的分支学科。系统论美学认为，审美主体是由生理和心理两个子系统有机结合而成的大系统，而每个子系统自身又由众多下级系统（构成上一级系统的元素）所构成。审美客体也是由诸多元素构成的系统，如一幅国画，是由不同色彩元素，通过点、线、面等不同方式在画面载体（如宣纸）上有机组成的审美客体。又如，成为审美客体的人之容貌这一系统，是由眼、耳、鼻、口腔、头发等这些不同组织器官作为元素所构成的整体。审美心理活动本身也具有系统性的特征，体现为它是由感觉、知觉、表象、想象、联想、通感、理解及情感等心理因素复杂交织、相互渗透的动力过程。根据系统的特性，系统论美学的核心思想是用以联系和发展为基本特征的整体观去审美。医学美学作为应用美学的分支领域，自然也要受到系统论和系统论美学思想的影响。

二、系统论的整体性和联系性对医学美学的启发

（一）整体性和联系性是系统的普遍而重要的特性

系统是由相互联系的诸多元素组合而成的有机整体，元素之间的组合不是机械的相加关系，

包柏成，中山大学光华口腔医学院正畸科

它的质和量都不同于且大于各组成元素孤立时的功能和属性的相加。黑格尔说:"我们不应把灵魂与身体的统一理解为单纯的联系,而要把它理解得更深刻一点儿。换句话说,我们应该把身体和它的组成部分看成概念本身的有系统的组成部分的存在。"又说:"……例如割下来的手,就失去了它的独立的存在,就不像原来长在身体上时那样,它的灵活性、运动、形态、颜色等都改变了,而且它就腐烂起来,丧失它的整个存在了。只有作为有机体的一部分,它才具有实在。"[3]这些论述和现代系统论的整体观和联系观相一致。如果将一个细胞视为一个系统,则细胞膜、细胞核、细胞质和细胞器就是构成这个细胞系统的不同元素,这些元素之间通过复杂的生化反应模式以及复杂的物质和信息交流方式,保持着密切的联系性,共同维护细胞这个系统整体的存在。而如果将分子视为一个小小的系统的话,那么分子就是由原子这些基本元素彼此通过不同的化学键结合而成的整体。再看文化例子:世界艺术系统大体上是由东方艺术体系与西方艺术体系(宏观上包括非洲艺术等)构成的,而这两大体系之间是有机联系着的,东学西渐和西学东渐就是最好的证明。

(二)整体性和联系性对医学审美的意义

系统的整体性和联系性对审美具有决定意义,美学也要用整体和联系的观念去研究艺术作品等所有审美客体的审美效果。于艺术而言,要判断一个作品是否美,应从整体(全局)上去把握,不应将其某个细节或局部孤立起来考虑。孤立的线、点、形、色、音无所谓美,构成有机整体才谈得上美。

1. 容貌审美中的整体性

医学的审美,同样要求从整体性和联系性出发认识和再创容貌美。如果把眼、耳、鼻、口腔、头发等组织器官看成是元素,容貌则是由这些元素构成的系统。这些元素在形态、大小及位置上彼此兼顾、相互协调,共同营造着容貌美。所以,容貌审美,切忌将容貌的某一局部孤立起来考察,而应该考虑构成容貌的各个元素的联系,从整体效果上去评价。牛百平等学者在对面部畸形忍受程度的调查中发现,在容貌其他任何部分的本有形态(如鼻、口、耳等)及颜面外轮廓不发生改变的情况下,只改变两只眼睛之间的间距,而当间距改变超过一定程度时,整个容貌会变得越来越不能令人接受。[4]笔者的观察与研究也发现,只改变中切牙倾斜角度这一因素,或只改变下颌前后位置这一因素,皆可引起被试者对容貌审美评价的改变。[5,6]这些试验说明,构成容貌系统的不同元素(耳、眼、鼻、口腔、头发等)之间存在着密切联系,改变其中任何一个组成部分的形态、大小或者位置(在面部的空间布局),必然会改变原有的不同组成部分在形态和空间分布之间的关系,也就会改变原有的整个容貌的审美效果。

这些试验与研究为容貌美的创造带来了两点启迪:一是通过对原有构成容貌系统的缺陷性的部分(如唇裂患者容貌的唇部)进行修复,以此取得颜面部不同组成部分(不同组织器官)之间在形态外观完好性方面的协调,以及空间分布间的协调,这种协调是不同组成部分间联系性的加强和改善,将直接导致整个容貌审美效果的改进。二是不恰当的整容(如隆鼻术、重睑术等),反而会破坏面部不同组织器官间有机联系性(形态及空间分布间的协调性),破坏容貌系统的整体审美效果。设想一个极端例子:假如将《水浒》中李逵的容貌上配上樱桃小嘴将是一种什么样的审美效果。此道理,并不是所有从医者都能认识到的。例如,老年人容貌的组织器官存在不同程度的老化现象,这些组织器官在一个统一的老化背景下,彼此间的联系是协调的和有整体感的,但有的口腔医生在给老年人制作义齿时,根本就忽视了这种联系性及其联系的和谐性,以供年轻人使用的"无老化感(如切端的磨耗)"的义齿套用于老年人,使修复后的"新牙"与老年人容貌的其他组织器官在"老化感"的特征上断绝了有机关联，修复效果没有逼真感和整体感。在全口义齿修复中，在选择上中切牙义齿的形态、大小、色泽时，如能兼顾患者的面型、发型、面部肤色及化妆习惯等因素，修复后的审美效果比只用单一形态、大小、色泽的义齿修复的审美效果好，其根本原因在于前者遵循了系统论美学的原理，从整体和联系的观点出发，兼顾了容貌的特征，使修复后义齿能与整个容貌和谐，而后者将口腔义齿与整个容貌特征隔离起来，修复后的义齿难以和谐地与容貌相关要素（面型、肤色等）融为一体，其审美效果自然难以令人满意。

这种临床上的案例不胜枚举，如是不是非要将鼻子都垫高、单睑都做成双睑才是美？美与不美，关键要看它们处于整个容貌系统中给容貌带来的整体审美效果如何。

2. 审美主体之间交流的整体性

系统论美学的联系观体现于医学美学，除用联系的观念审视、评价容貌的美丑效果外，还体现在审美主体在生理、心理、民族、文化等审美观的交流方面。如前论述，审美主体由生理和心理两大要素构成。由于不同审美主体在生理和心理两大要素方面存在着不同程度的差异，两大要素间的结合也存在不同程度的差异，因而常常导致审美心理活动过程及其结果的差异。不同民族、不同文化背景下的人群间，以及同种族同文化背景下的个体间，甚至同一个体在不同的时代背景和社会思潮下，审美主体系统在结构和功能上均会有所区别，对同一事物作出的审美评价也会有所不同，这也是美学界存在众多流派和纷争不已的原因。

我们面对的患者，既是审美客体又是审美主体。医学审美实践表明，医患两个审美主体系统之间经常存在审美观念上的差异。因此，为了能顺利开展容貌美的重塑工作，加强医患间的沟通是必要的，通过交流达到如下目的：其一，消除患者不合理的审美要求。医疗临床表明，有的患者存在程度不同的体象认知上的心理障碍。[7] 由于这类患者的问题并不在于容貌的真正缺陷方面而在于心理的障碍，表现为审美认知的异常，对他们主要是要通过交流沟通以及配合其他辅助措施纠正其心理障碍。其二，吸收并尊重患者的合理性意见。在排除患者因心理障碍所致的不合理因素后，只要医学临床能从技术上实现患者的合理要求，医生就应开放自身的审美主体系统的窗口，吸收患者审美主体系统合理的清新空气。临床众多的折中解决方案，就是在充分尊重患者的意愿的前提下作出的。

在医学审美实践中，存在三种合理的美学学派的思想：毕达哥拉斯（Pythagoras）美学学派思想、格式塔（Gestalt）心理学美学学派思想和感情移入说美学学派思想，下文将对此详细阐述。在此尚需提醒的是，目前临床上开发了不少有关治疗后审美效果预测方面的软件，口腔正畸、修复及颌面外科等分支学科都有相关的开发软件问世，这些预测固然为医患之间及医生之间的交流提供了形象直观的交流手段，也提高了交流的效果，但应避免将预测效果绝对化的现象，以防真实治疗效果与预测效果不吻合令患者无法接受而引发医疗纠纷。这也说明，某一审美主体系统在与其他审美主体系统以信息交换的方式发生联系时，如果信息把握失准，审美主体系统的功能（审美判别）就会被误导。临床交流中应充分重视这一问题。

值得强调的是，颜面部审美的整体和联系的观念，还应体现在颜面部形式美感与功能的和谐统一上。涉及颜面部一切带有美容性质的治疗，应该以不伤害器官功能为前提条件，甚至应该有利于改善器官的功能，如通过义齿修复或口腔正畸，既要满足改善容貌美观的目的，同时又要尽量恢复和改善口腔的咀嚼和发音等功能。

三、系统的自组织性和历时性对医学审美的启发

自组织性是系统从无序（或低序）到有序（或高序）转化的特性。所谓无序，是指事物或系统要素间无规则的排列、组合、运动或变化的状态，如一团乱麻、一盘散沙、分子热运动等。所谓有序，是指事物或系统要素间有规则的排列、组合、运动或变化的状态，如晶体的结构、行星的轨道、队列等。事实上并没有什么绝对的无序和有序（如热运动宏观上是有序的，而行星轨迹存在微观上相对的无序振荡），无序和有序只是程度上的区别，系统本身就意味着有序，绝对无序不成系统。因而，从无序到有序是相对而言的。

历时性是指系统在取得一种相对稳定的结构和功能状态后，随着时间的推移，与周围相关系统必然会发生主动或被动的信息和能量交流，导致本系统内部熵的增加，系统内部结构（构成系统的元素间的联系方式及空间分布关系等）将发生自组织性调整，以使系统达到一种新的稳定状态。但调整后的系统的结构及功能与先前的状态已有所不同。如一个民族，作为宏观上的审美主体，随着时代的变迁，审美观念的某些方面依然会得到继承，但不可避免地会打上时代的烙印。不变是相对的，变是永恒的，如同静止是相对的而运动是永恒的哲理一样。"笔墨当随时代"（清画家石涛语），是对审美主体系统的结构和功能历时性的生动艺术诠释；"师古人""师造化"而后"中得心源"，再将画家内心的情感"迹化"为画面——这是某一审美主体系统（画家）在与其他系统（古代画家，大自然）发生信息交换（"师"的过程）后自身审美主体系统发生自组织性调整（中得心源，并能"迹化"情感）的又一生动例解。

对于医学的审美而言，须认识到我们自身及社会审美主体系统的历时性和自组织性问题。认识到了历时性，就会在坚持医学审美大原则（如形式美感优先满足功能和健康的功利性要求）的前提下，顺应审美的时代要求。在当代的审美思潮中，个性化趋势越来越突出（如艺术作品个性化、着装个性化等）。在义齿修复中，越来越强调个性化修复，是目前临床医生需要面对和认真解决的问题。而认识到审美主体系统的自组织性特征，我们就会自觉地去吸收其他系统的有用信息，使我们自身审美主体系统的结构和功能发生潜移默化的调整，不断地从一种低序状态走向高序状态，使我们在医学审美实践中，更为主动和有效。

四、系统论美学与医学美学不同美学学派思想间的关系

利用系统论美学的观点，前面已论述过审美差异现象。在临床中，患者自身既是审美客体，又是审美主体，他们对颜面审美的判断结果往往也与医生的审美判断有所出入。不同的患者，不同的医生，其审美观点都有可能有所不同。如果对颜面部审美现象进行分析归纳，可以发现有几大美学学派审美观并存的局面。从系统论美学整体观和联系观出发，我们应承认和允许不同美学学派审美观并存现象，并且应能妥善而灵活地在临床中加以应用，如此才能解释临床中各种复杂的审美现象。反之，从不同美学学派审美观并存的现象，又很好地说明了系统论美学观点的正确性。医学美学中不同美学学派审美观简介如下：

1. 毕达哥拉斯美学学派审美观

这一学派强调数是万物的本源，由数的不同组合演变出不同的比例，比例的变化又构成了对称、节奏等形式美。这一学派的支持者认为"美在于适当的比例"。有的学者甚至认为黄金分割

率具有最美的数的比例关系。[8]这一学派的思想在涉及美学的各个领域产生了深远的影响。容貌的审美也不例外。例如，在确定容貌美的标准问题上，普遍地认为容貌各部分之间彼此间位置和比例的协调是很重要的。赛格尔（Seghers）和罗格斯（Ricketts）发现美的容貌在垂直和水平方向上，比例关系符合黄金分割比；[9]日本学者发现7名日本美丽妇女面部结构的比例关系符合$\sqrt{2}$规律。[10]国内不少学者也相继对汉族美貌成人或不同年龄段正常人的容貌进行了软、硬组织的测量，结果表明被调查者的面型特征或五官间的位置及比例关系，服从一定的和谐的数学比例关系。[11]包柏成和赵美英等从国内外的数学测量出发，提出了正常颌的节奏美问题。[12]多数颜面部的医学美容（如正畸、正颌外科、前牙修复等）受这一学派审美观的影响较大。

2. 格式塔心理学美学学派审美观

格式塔心理学美学是当代西方从心理学角度研究美学的一个重要流派。[8]该学派的一个观点认为：审美心理的组织作用总是趋于完善，也就是说，审美的视知觉对所见对象，有一种追求统一秩序的完整形态的倾向，这就是完形趋向律。有的修复学专家，在对老年患者进行考瓷修复时，在参考健存牙的基础上，在瓷牙上作裂纹、色斑等仿生处理，使真牙和义齿在视觉效果上能彼此融合，统一协调。这是完形趋向律在口腔修复中的具体体现。该学派的另一观点认为审美知觉是动力学的知觉，大脑的组织作用，把对象从环境背景中"分离"出来，把对象彼此相属的成分"结合"为一整体，在一定条件下会把不动的东西看作"似动"的现象，这是大脑先天所具有的机能。例如，处于静止状态的斜线有一种倾倒感。在全口义齿修复及上前牙缺失的义齿修复中，强调修复后上牙弓中不宜偏斜，目的就是要避免上牙弓出现倾倒的不稳定感。

3. "感情移入说"的影响

里蒲士（Lips）创立了审美的"感情移入说"（即移情说）。[8]其主要观点是认为事物之所以美，是由于被审美的事物体现了审美者自我的生命情感和自我的价值情感的缘由，正所谓"感时花溅泪，恨别鸟惊心"。表现"个性"，展现自身价值的审美观，自觉不自觉地迎合了"感情移入说"。为了满足这种审美观的需要，有的学者强调在全口义齿的修复中，前牙义齿的排列应个性化，即不强调前牙义齿完全按照理想颌要求排列，而以个别正常颌为依据进行排列，如将下切牙作轻度扭转排列。对气质阳刚的男性，有的学者有意将上尖牙义齿作适度扭转或适当加大倾斜度排列。

五、结束语

本文结合理论和临床实践，初步探讨了系统论美学思想对医学美学的启发，不足之处，敬请专家批评指正！美学理论如何在医学实践中应用，对此问题的探索将是无止境的，笔者将会继续努力。

参考文献

[1] 恩格斯. 马克思恩格斯选集（第四卷）. 第2版. 北京：人民出版社，1995：347.

[2] 王世德. 美学新趋势. 成都：四川大学出版社，1986：35-61.

[3] 黑格尔. 朱光潜译. 美学（第一卷）. 北京：人民文学出版社，1958：149-152.

[4] 牛百平、叶湘玉、刘建华. 对面部畸形忍受程度的测量研究. 中华口腔医学杂志，1994，29（4）：213.

[5] 周晨、郭丛丛、王媛媛、范明玲、王伟财、包柏成. 牙列中线轴向倾斜审美评价的影响因素. 中华医学美学

美容杂志,2013,19(2):110-113.
[6] 王媛媛,郭丛丛,周晨,范明玲,王伟财,包柏成. 正畸患者对侧貌面型审美偏好的调查研究. 上海口腔医学,2012,21(6):668-672.
[7] 何伦、方彰林主编. 美容医学心理学. 北京:北京出版社,1998:27-36.
[8] 蔡仪. 新美学. 北京:中国社会科学出版社,1985:205-220.
[9] Seghers, MJ. The golden proportion and beauty. Plast Re-comstr Surg,1957,20:1-6.
[10] 孙少宣,王植三. 容貌美学的理论探讨(二). 现代口腔医学杂志,1993,7(2):91-93.
[11] 张震康,王兴. 正颌外科与容貌美学. 中华口腔医学杂志,1993,28(1):56-58.
[12] 包柏成、赵美英、罗颂椒. 正常颌的节奏美. 华西口腔医学杂志,1994,12(4):321.

对形式美感性因素体系的探讨

李凯军　刘寨花　章培军　李加善

众所周知，人有五感：视觉、听觉、嗅觉、味觉和触觉，每一种感官都可以感知一种或几种事物的自然属性，我们将这些自然属性称为感性因素。形式美就是能够使人产生美感的感性因素及其有规律的组合。既然形式美的感性因素是为人的感官感知到的，那么构成形式美的感性因素就应该与人的感官相对应。然而在谈到形式美的感性因素时，人们更多地注意到了色彩、形体和声音，而忽略了其他感官感知到的感性因素。重"视、听"而轻"味、嗅、触"，这在西方的美学认识中有着悠久的历史渊源。从柏拉图到康德都是如此，美国自然主义美学家桑塔耶也曾说到："触、味、嗅觉虽然是很发达的感觉，但不能像视觉那样对人追求知识有帮助，对于欣赏自然也无能为力，所以它们是非审美的低级感觉。"[1]诚然，在审美过程中我们主要用到的感官是眼和耳，是视觉和听觉为我们感知到了绝大多数的形式美。但对于"医学美学"这门学科来说，要按照医学规律来构建一个完整的形式美的感性因素体系，仅仅强调视觉因素和听觉因素是不够的。作者认为，这个体系应该由视觉因素（色彩与形体）、听觉因素（声音）、嗅觉因素（气味）、味觉因素（味道）和触觉因素这五类感性因素共同组成。

一、视觉因素：形体与色彩

眼睛是人类分化程度最高、最发达的感觉器官。光线作用于眼睛，使其感受细胞（视锥细胞和视杆细胞）兴奋，信息经视觉神经系统分析加工后便产生视觉。通过视觉，我们可以感知外界物体的颜色、大小、明暗、动静等，从而获得对机体生存具有重要意义的各种信息，科学家统计人类至少有80％以上的外界信息是经视觉获得的。我们在形容所看到的这个世界时经常会用一个词语"形形色色"，这个词语很好地概括了视觉感知到的感性因素，即形体和色彩。

1. 形体

任何事物都在一定的空间存在着，有一定的外形，这个外形可见、可感，甚至可以触摸。形体是视觉审美的重要感性因素，构成形体的基本要素是点、线、面、体，[2,3]这四个要素在美学中的概念与其在几何学中的概念并不完全相同，既有相同之处，也有区别。例如美学中的点可以有大小、有形状，线可以有粗细，这些都是与几何学中这些概念的不同之处。

（1）点：点是构成一切形体的基本元素，在空间中可以起到标明位置的作用。作为形式美的点，可以有大小、形状，其实是一个特殊的"面"。点是视觉的中心，也是力的中心，不仅可以使人产生位置感，甚至可以产生跳跃、集聚、扩散、大小、远近、明暗等特殊的视觉效果。[2,3]

（2）线：线是点的运动轨迹或面的转折现象。因为形体的轮廓是由线来标示的，所以线在构成形体美的诸要素中具有特殊的意义和地位，它是构成一切造型美的基础。线具有一定长度，主要可分为直线和曲线两种。直线有力度、简洁、稳定、明快、刚正，具有男性美的特征；曲线柔

作者单位：山西大同大学医学院

软、丰满、优雅、跳跃、轻快，具有女性化的特征；竖线直接、上升，水平线前进、平和、稳定，斜线运动、不安定。另外，线的长短、粗细和方向都会使人的视觉产生不同的心理感受[2,3]。

（3）面：面是线移动的轨迹形成的，可以表现为各种形状，我们通常所说的三角形、圆形、方形等都统称为平"面"图形。不同形状的面可以给人不同的视觉感受。方形给人方正、刚强、平实、安稳感；圆形给人柔韧、弹性、温和感；三角形有的（正三角形）表现为稳定、庄重，有的（倒三角形）表现为动荡、不安[2,3]。

（4）体：体又称为立体形，是点、线、面的有机结合，面的移动可成为体。体占有一定的空间，现实中的物体大多是体。人们在观察一个物体时，主要作用于视觉的是物体的一个面，所以球体、锥体、立方体给人的视觉效果往往与圆形、三角形、方形类似，只是体的视觉效果更强烈、更具体、更确定。厚的物体给人敦实、结实的感觉；薄的物体则给人轻盈、秀丽的感觉；高而窄的形体有险峻之感；宽而平的形体则有平稳之感。[2,3]

2. 色彩

（1）色彩的产生：色彩是一种涉及光、物与视觉的综合现象，其本质主要是不同波长的电磁波通过人的眼及视觉神经系统而产生的视觉效应。[2,3]马克思说："色彩的感觉是一般美感中最大众化的形式。"[3]我们把390～770nm波长范围内的电磁波称为可见光，这个光波段内的光形成了红、橙、黄、绿、青、蓝、紫七色连续光谱。[2,3]其中红、黄、蓝被称为三原色，橙、绿、紫被称为三间色。色相、明度、纯度是色彩的三个基本属性。色相是指颜色的名称，如红色、黄色等；明度是指色彩的明亮程度，白色明度最高，黑色明度最低；纯度也称彩度，指色彩的强弱、鲜浊和饱和程度。色彩可分为两大色系，即有彩色和无彩色。无彩色指黑、白、灰系列的色系，它们只有明度的变化；而有彩色指可见光谱中的全部色彩，它们都具有色彩的三个基本属性。当然，人们对色彩的感觉不仅仅是由光的物理性质决定的，同时还与我们的眼、脑和生活经验有着密切的关系。

（2）色彩的审美作用：色彩的审美特征是十分明显的，它可以向我们传递一定的感情意味，引起我们的情感反应。

首先，色彩具有审美的视觉效果。色彩在传递信息的过程中起到十分重要的作用，如信号灯、指示标志等。不同的色彩可以带给我们不同的视觉感知，如红、橙、黄给人温暖的感觉，称为暖色；青、蓝给人寒冷的感觉，称冷色。鲜艳、对比强的色彩有前进感，冷色、暗色或对比弱的色彩有后退感。冷色和明度低的色彩有收缩感，暖色和明度高的色彩有膨胀感。深色看上去重，浅色看上去轻。如果以白色重量感为100的话，黄色的重量感为113，紫色为152，黑色为187。[2,3]

其次，色彩具有审美的情感效果。色彩本身没有情感，但人们在长期实践中，积累了很多的视觉经验，当我们受到某种色彩刺激时，就会产生相应的情绪情感反应，这就是色彩的情感。如红色是热烈的、激情的，紫色是高贵的、优雅的，白色是纯洁的、明亮的，绿色是平静的、稳定的，黄色是欢快的、明朗的，蓝色是安静的、深邃的。[2,3]

再次，色彩具有审美的象征效果。我们对色彩的反应不仅局限在生理和心理的层面，同时还会受到我们所处的社会、环境、文化的影响，从而使某种色彩与某种特定的事物联系起来，使色彩产生了某种特定的象征意义。如悼念死者，西方人穿黑衣，而中国人则穿白衣。如婚礼，中国人用红色，是喜庆的颜色；西方人用白色，是纯洁爱情的象征。黄色在中国象征着富贵，而西方

人不喜欢黄色,认为它象征着背叛。[2,3]

二、听觉因素:声音

1. 听觉（声音）的产生

听觉是耳的功能之一,具体来说听觉是由内耳蜗管内的螺旋器感知到的。声音是一种机械波,人耳可以听到的声音的频率范围为 20～20000Hz,低于 20Hz 的称为次声波,高于20000Hz 的称为超声波。[2]声音可以分为乐音和噪声。音调、响度和音色是乐音的三个主要特征。音调即声音的高低,是由频率的高低来决定的;响度即人们主观感觉到的声音的大小,是由声波的振幅和距离声源的远近来决定的;音色又称音品,是由声波的波形来决定的,典型的音色波形有正弦波、脉冲波、锯齿波、方波等。

2. 听觉的审美作用

声音可以因其长短、快慢、强弱、高低的不同而给人以不同的审美感受。嘈杂而无规律的噪声会让人感到刺耳,引起人的反感,甚至会影响人的情绪、情感和身体健康;而和谐有规律的乐音,则会使人感到悦耳动听,让人产生美感,令人心理平和、精神舒畅,进而身体健康。[3]

声音的共鸣方式不同,所产生的音色也会有所不同。如钢琴的音色纯正、宽厚、深沉、明快,被称为乐器之王;小提琴的音色纤柔、细腻、婉转、悠扬,被称为乐器之后。我们将自然界的各种声音加以挑选,并按照一定的逻辑关系（旋律、调式、节拍、速度等）进行有规律的组合,用以传达一定的情感,就会形成优美动听的音乐。黑格尔说:"音乐是心情的艺术"。[2]美妙的音乐可以使人获得美感,让人身心愉悦,甚至可以有治疗疾病的神奇效果。黑管的音乐可以改善血液循环,钢琴和小提琴的音乐可以让人镇静,长笛的音乐可以让人放松;《步步高》可以治疗抑郁症,《春江花月夜》可以治疗躁狂症,《二泉映月》可以治疗失眠症,《喜洋洋》可以治疗厌食症及促进分娩等。[3]

三、嗅觉因素:气味

1. 嗅觉（气味）的产生

嗅觉感受器是位于鼻腔最上端的嗅黏膜,呈淡黄色或苍白色,两侧合计约有 5 平方厘米,因其位置不在平静呼吸时气体流经的通道上,所以当我们想要嗅到某种不太明显的气味时,需要做用力抽气的动作,使气味到达鼻腔的顶端。嗅觉与视觉和听觉一起,是人的距离分析器官,尤其是对一些盲人和聋哑人来说,嗅觉经常拥有更重要的意义。正常人鼻子能辨别 2000～4000 种不同的气味,训练有素的鼻子能辨别近万种气味。一般说来,女性的嗅觉比男性要灵敏。[3]嗅觉灵敏度的个体差异非常大,不同个体对不同气味的嗅觉灵敏度也有差异。我们把能够引起嗅觉的某种有气味物质的最小浓度称为嗅阈。能引起嗅觉的物质需要具备易挥发和可溶于水或油脂的特性。人们把气味分为 7 种基本类型:樟脑味、麝香味、花卉味、薄荷味、乙醚味、辛辣味和腐腥味。也有人把人类的基本嗅觉总结为四种,即香、酸、糖味和腐臭。我们闻到的气味经常是混合性的,而不是某种单一的气味类型,所以,我们通常是以经验来描述气味的,如玫瑰花香味、醋味、烧头发味等。

嗅觉是一种容易出现适应的感觉,"入芝兰之室,久而不闻其香;入鲍鱼之肆,久而不闻其臭"就是这个道理。[1] 嗅觉时常会伴有其他感觉的混合，如嗅辣椒时的辣味常伴有痛觉，嗅薄荷叶时又带有冷觉。嗅觉还能产生类似味觉的感知，所以当人感冒嗅觉消失时就会觉得饭菜味道变淡。

2. 嗅觉的审美作用

嗅觉的中枢是大脑海马旁回前部，钩的附近皮质。这个部位同时又属于大脑的边缘系统，而边缘系统是人的情绪和情感中枢，也是人的审美中枢。因为这两个中枢有重叠，所以嗅觉经常能直接引起人的"好恶"的情绪情感反应。[3] 当闻到香味时，人们常有双目微眯的享受表情；而闻到臭味时，人们则会不自主地皱起眉头。因此，宜人的气味经常可以唤起人美的审美感受。

嗅觉在人类是一种退化了的感觉，但却能够引起人的动物本能的情感反应。尤其是在人体审美时，气味更是占据了非常重要的地位。我们在形容两个人关系非常要好时，经常用一个词——臭味相投。科学研究也证实了，两个人相互吸引很大程度上取决于气味的认同，在两性之间尤其如此。[2] 我们说两个人一见钟情，还不如说一嗅钟情更准确。实际上，大多数人身上散发出的气味都不甚浓烈，气味对人的吸引也经常是潜意识的。但也有极个别的人，身上可以散发出明显的"体香"，而这种气味常常拥有引人入胜的魔力。汉成帝时皇后赵飞燕的妹妹赵合德，因天生体香而深得皇帝的宠幸；[2] 影视剧中经常出现的清乾隆皇帝的香妃，据历史记载确有其人，被称为"香妃"，也是因其身上有着迷人的香味。

嗅觉在人体审美中的作用反应在生活的方方面面，甚至在骂人的时候都会有气味因素反映出来。女人爱骂男人"臭"，可我们发现被骂作"臭男人"的，往往是体格健壮、极有男子气概的男人。这种骂，我们是否可以理解成一种"气味相投"之后的笑骂。男人爱骂女人"骚"，但被骂作"骚女人"的，常常是那种脸蛋漂亮、身材姣好，且知情识趣的女人。这种骂，我们又是否可以理解成一种"羡慕嫉妒恨"和"吃不到葡萄说葡萄酸"的骂呢？嗅觉对人体审美的影响之深一至于斯。

四、味觉因素：味道

1. 味觉（味道）的产生

味觉的感受器是味蕾，味蕾主要位于舌黏膜上的菌状乳头、轮廓乳头和叶状乳头内（也有少部分位于口腔内壁、腭以及咽部），感知味觉的主要器官是舌。从味觉的生理角度分类，只有四种基本味觉：酸、甜、苦、咸，而我们通常所说的"酸甜苦辣咸"中的辣味，其实是舌表面黏膜的痛觉反应，应属于舌的一般感觉，其他如麻、涩等也属于一般感觉。在四种基本味觉中，人对咸味的感觉最快，对苦味的感觉最慢；但就人对味觉的敏感性来讲，苦味比其他味觉都敏感，更容易被觉察。舌的不同部位对不同味觉的敏感程度也是不同的：舌尖对甜味敏感，舌侧对酸味敏感，舌根对苦味敏感，而舌中部对咸味敏感。味觉可分为本味味觉和复合味觉。本味味觉是指甜、苦、咸、鲜、酸、辣、麻、淡等基本的味知觉。复合味觉是指由两种或两种以上的本味味觉所构成的味觉感受，如麻辣味、咸鲜味等。若对味的感觉评判有了视觉、嗅觉等感性因素的参与，则称之为综合味觉。综合味觉是指由味觉、视觉、嗅觉、触觉、温觉、口腔运动感觉所组成的一种综合感觉。

2. 味觉的审美作用

味觉是我们人类感知和认识这个世界时用到的最早的一种感觉。初生的婴儿就会吸吮甜味的食物，而拒绝苦、酸和辣味的食物。有些较大的婴儿只吃母亲的乳汁，而拒绝其他人的哺乳及奶瓶等替代品。在婴幼儿时期，我们总有把任何新奇的东西都放到嘴里尝一尝的冲动，心理学中把这一时期称为人的"口欲期"，可见味觉是人的一种原始冲动。在生产力低下、生活物资短缺的人类社会的早期，味觉是最能给人以生理满足和精神愉悦的感性因素。《说文解字》中认为"美从羊从大"，即可解释为"羊肉大、好吃即为美"。[4]可见，美的最初形态本就是与吃和味觉分不开的。现代社会，物质文明已经达到了一个相当的高度。对于饮食，也从以前的"民以食为天"，转变到了如今的"食以味为先"的境界。可口的美食永远都是人们追求的目标。在我国，饮食早已被上升到了文化的高度，而厨技也早已上升到了艺术的高度。于是有人把与社会文化形态和人的精神形态相联系的味觉称为"超味味觉"。一道好菜，要讲究"色、香、味、形、意"，这是集视觉因素（色、形）、嗅觉因素（香）和味觉因素（味）于一体的综合形式美，如果再配上优雅的音乐和质感舒服的餐具，那就餐则可成为一种集五感享受于一身的高级审美活动了。

五、触觉因素

1. 触觉的产生

触觉是人类的第五感官，也是最复杂的感官。触觉中包含至少十一种截然不同的感觉，如痛觉、温度觉、触压觉、两点辨别觉、运动觉、振动觉、牵拉觉等。皮肤上有数百万计的感觉末梢，每一小块皮肤上感觉器官分布的数量不同，因此，对于疼痛、冷、热以及其他的感觉也不相同。触觉感受器在皮肤、黏膜交界处如嘴唇、外阴、肛门等处，以及面部、舌和手指等部位的分布都极为丰富，尤其是手指尖，能够感知极微小的触觉刺激。但如果将两个手指同时按在一个人的后背上，他或许不能断定是一个手指还是两个手指。人的背部的轻度触觉末梢器官要比分布在皮肤其他部位上的数量少，病人对于背部疼痛的确切位置常常说不清楚就基于此。但奇怪的是，这块缺少触觉末梢的区域，反而特别容易收到心理上的效果，人的直觉的反射就产生于背部的肩胛骨之间。

2. 触觉的审美作用

人们自身的触觉对机体是有益的，如经常伸一伸懒腰、半躺在摇椅上前后摇摆，可以松弛神经系统；经常进行桑拿浴、淋浴、擦身和按摩，可以使痉挛的肌肉放松下来。随着生活水平的不断提高，人们越来越追求享受，如晒日光浴、泡温泉、做美容、做按摩、穿舒适的衣服等，这些无不是对触觉审美的追求。

触觉还有着更为神奇而崇高的作用，即用来表示亲密、善意、温柔与体贴之情，是启迪人们心灵的窗口。[5]如医生用温暖的手触摸在病人的额头，看其是否还在发烧，病人会为此感到欣慰；如果你将一只友爱温暖的手搭在处于困境的朋友肩上，可以使他振奋，给他以勇气；当一个孩子受到惊吓时，解决问题的最好办法就是将他抱起来，紧紧地拥抱着他，孩子便会意识到人们在保护他；恋人与夫妻之间除了需要经常进行思想和情感交流外，还需要出于忠实、真诚和爱情而产生的恋人间的拥抱和夫妻间的亲热，这使人体验的不是色情，而是一种使心灵颤动的冲击，它会使爱情的暖流默默地注入双方的心田，使人感受到爱情的力量和婚姻的幸福，使生命永具吸引力，使生活永远甜蜜、纯净。还有人提出，触觉审美的极限形态，就是人类的性爱。"没有触觉"的社会是一种病态的社会，因为它忽视了人的肉体和感情的需要。也许触觉的审美不容易上升到艺术的层次，但却绝对是我们始终追求的身心享受。

人的感官，除了以上的视觉、听觉、嗅觉、味觉和触觉这五感之外，还有一些其他的感觉。如内耳产生的位置觉和平衡觉，也有称其为前庭感觉的。这种感觉对于某些喜欢极限速度和剧烈速度变化的人来说，如赛车手，也会产生美感。

参考文献

[1] 李晓牧. 退化的嗅觉与审美. 大众文艺杂志，1994，5：111-112.
[2] 韩英红. 医学美学. 第2版. 北京：人民卫生出版社，2011：47-54.
[3] 欧阳学平. 医学美学概论. 北京：人民卫生出版社，2010：58-62，189-195.
[4] 陈望衡，黄沁明. 味觉与中国传统美学. 武汉大学学报，2004，57（1）：62-66.
[5] 魏家川. 从触觉看感官等级制与审美文化逻辑. 文艺研究杂志，2009，9：174-176.

· 新动态 ·

国外数字人文研究的启示

李晏锋

"人文"这个词的中文，最早可以追溯到《易经》中贲卦的彖辞："刚柔交错，天文也。文明以止，人文也。观乎天文以察时变；观乎人文以化成天下。"由此可见，中国传统的人文概念主要是指为人处世的道理和方法。近代的"人文"一词主要是英文"humanism"的翻译，主要是指欧洲文艺复兴时期一些知识分子，反对中世纪"神本位"的宗教束缚，以古希腊、罗马文化为学习典范，提倡"以人为本"的人文主义理念。随着现代科学的发展，人文学科在 20 世纪才逐步形成，是指那些既非自然科学也非社会科学的学科的总和。从广义上讲人文学科包涵古典语言与现代语言、语言学、文学、历史、哲学、考古学、宗教学、伦理学和艺术。时至 21 世纪，随着计算机科学的发展和互联网的普及，数字化浪潮席卷全球，涉及人类生活的各个方面。其中，数字技术与人文研究不断结合，推动了人文学科的发展，衍生出一个新型的交叉学科——数字人文（Digital Humanities）。

一、数字人文的内涵

计算机和网络技术的发展改变了人们获取和使用人文知识的方式。大量图书、报纸、期刊、图片、音乐、视频等资料转化成数字格式储存在互联网上，可以非常便捷地供人们检索和查阅。面对日益发展的数字化趋势，人文研究者迫切需要与时俱进，利用先进的方式对数字化的人文材料进行研究，从而保持人文研究的持续性和科学性。数字人文应运而生，强调计算机和网络技术与传统人文研究和教学的结合，研究对象涵盖几经数字化的和原生数字化的材料。按照美国数字人文办公室主任的解释，数字人文的研究范围包括公开获取材料、知识产权、工具开发、数字图书馆、数据挖掘、原生数字材料的数字化保护、多媒体出版、可视化、地理信息系统、数字化重建、技术在众多领域中的影响研究、教育和学习技术的更新、可持续发展模式、媒体研究等。[1]由此可见，数字人文并非颠覆传统人文研究，而是利用计算机和网络技术更新和丰富传统人文研究。数字人文其实更倾向于指明研究方法的方向。

二、国外数字人文的发展现状

1. 国外官方支持的发展

美国在数字人文领域处于领先地位。2006 年，美国国家人文基金会专门设置了数字人文办公室，负责资助和推动数字人文项目的开展。2007 年，该基金资助布鲁克林大学考古研究中心研究使用数字技术制作古美索不达米亚楔形文字板的数字模板，从而使大量复制楔形文字成为可

李晏锋，北京大学医学部公共教学部应用语言学系

能，这将进一步推动学术研究和展览。2008年，该基金资助佛罗里达州的一所大学利用数字技术重现1964—1965年的纽约世界博览会，使游客们身临其境般地获取档案文件、图片和电影镜头。2009年，数字人文办公室升级成了一个永久性机构，展示了美国国家人文基金会对数字人文的重视。目前，美国国家人文基金会数字人文办公室提供针对数据挖掘、数字人文创业等方面的多种基金，资助其国内的以及美国与其他国家所进行的数字人文研究。

欧洲在数字人文领域发展得也很快，最为显著的是欧洲图书馆项目。该项目由欧盟委员会部分资助，在2001到2005年间建立成图书馆网站，集合了欧洲8个国家图书馆的馆藏。截止到2008年，其他欧盟国家的19个国家图书馆都囊括了进去。欧盟资助的数字人文项目还有公共语言资源与技术基础平台项目（Commen Language Resources and Technology Infrastructure, CLARIN）。该项目是一个大型的泛欧洲的合作，在2008年开始筹划，于2011年正式启动，涉及欧盟所有国家，计划历时10年，预计投资1亿6千5百万欧元，旨在为全欧洲人文领域建立语言资源和技术的服务平台。这个项目要建成一个现有的以语言为基础的数字资源库，并能实现统一的访问，使人文学者能够方便地检索、处理、探索和利用数字资源。值得一提的是，该项目的主要目标受众是没有技术背景的人文社科研究人员。其他欧盟范围内的数字人文项目还包括针对艺术和人文建立的基础性数字研究平台的Dariah项目和针对欧盟社会科学数据档案的（Council of European Social Science Data Archives, CESSDA）项目等。

2. 国外民间自发的发展

数字人文在欧美发达国家官方机构的资助和直接参与下获得了长足的发展，同时，数字人文的民间机构也发展迅速。其中最有影响的是成立于2005年的数字人文组织联盟（The Alliance of Digital Humanities Organizations），该联盟集合了文学与语言学计算协会（Association for Literary and Linguistic Computing）、人文领域计算机应用联合会（The Association for Computers in the Humanities）和数字人文学会（The Society for Digital Humanities），是国际上最大的数字人文组织。该联盟自成立以来，每年召开数字人文年会，为全球的数字人文研究者提供交流平台，展示数字人文领域最新的研究成果。同时，数字人文组织联盟还倡导数字化出版，该联盟资助出版了两个可公开获取由同行评审的电子期刊（open-access peer-reviewed journal）——《数字研究》（Digital Studies）和《数字人文季刊》（Digital Humanities Quarterly），向全球传播数字人文研究的理论、范式和成果。

各种数字人文研究学会和专门的研究中心遍布全球，其中比较出名且有影响的包括：伦敦国王学院的人文计算研究中心、美国斯坦福大学的计算机辅助人文研究中心和斯坦福人文实验室、南加利福尼亚大学的数字人文研究中心、马里兰大学的人文技术研究机构等。

3. 数字人文涉及的领域

（1）数据可视化：可视化技术的发展能够再现人类的历史数据，并通过图像的方式展现数据间的关系，从而进一步促进信息的交流。目前前沿的数据可视化研究体现在历史和地理方面。比如，斯坦福大学于2008年开始进行的"图示信中的共和国"项目就是利用可视化技术制作出美国开国元勋们的通信图。该图基于网络，能够使用户分别按照作者、收信人和时间对所列信件进行索引。可视化技术还够使用户可以选择从图形和动画的多重视角去展现数据的不同特性。信件的时间和地理定位把开国元勋们之间的交流完全以图像的形式展现出来。斯坦福大学的这个项目不仅使原本枯燥无趣的历史信息和数据一目了然，便于研究者去检索和查阅，而且还能够呈现以前没有发现的数据间的关系，为研究者开辟新的研究范式，作出新的研究成果奠定基础。

（2）档案的数字化保存和研究：数字技术从诞生伊始就与图书馆或者博物馆的档案保存密不可分。大量数字图书馆或者博物馆的建立不仅丰富了大众感受文化的渠道，而且也为人文研究开辟了新的篇章。比如，纽约公共图书馆的"菜单中的世界"（What's on the menu?）项目，该图书馆收集了超过一个世纪的餐厅菜单，建立了世界上最大的烹饪档案。但是，由于手写体、独特的印刷或排版样式和布局等问题使得针对这些档案的保存和研究一直无法深入。数字化技术保存这些档案为便捷地进行检索和分析提供了可能性，纽约公共图书馆正在与美国人文基金会数字人文办公室积极合作建立菜单数据库，致力于研究人们的口味、食欲和社会结构的发展趋势。

（3）网络人文教学：数字技术不仅在人文研究方面表现卓越，而且也给人文教学领域带来了革命性的改变。"寻找惠特曼"项目（Looking for Whitman Project）是数字人文教学领域的践行实例。该项目是由美国人文基金会数字人文办公室赞助实行的跨多个校区的数字化教学实验，所涉及的四个学校分别是：纽约城市科技学院、纽约大学、玛丽华盛顿大学和罗格斯大学卡姆登分校。这个项目旨在帮助这四个学校的教师和学生在惠特曼生活和工作过的地点通过追寻其创作的印迹，学习其作品并分享学习心得。该项目利用数字技术连接多个教学机构的教室，创建了一个协作式的在线空间，学生在其中可以研究自身所处的位置与惠特曼的联系，并且可以与别人分享自己的研究成果。这个项目是人文教学领域的一个有力的尝试，通过数字技术建立一个动态的、社交性的、协作式的学习环境，为未来的人文教学树立了一个典范。

（4）学术交流：数字技术和网络环境不仅改善了人文教学，而且还积极地促进学术交流。纽约城市大学的学术共享网是数字人文学术交流领域的佼佼者。自2009年创立以来，学术共享网站迅速发展了纽约城市大学所属23个学院的学术交流中心。该网站是通过数字技术支持教师的主动性并建立网上学术社区，鼓励教师间进行学术对话，开展互助协作，建立彼此联系，扩大研究和教学的发展机会。2012年7月，斯隆联盟（Sloan Consortium）举办了第五届新兴技术促进在线学习国际研讨会。纽约城市大学的学术共享网以其在数字人文学术交流方面的卓越成就而在会上获得嘉奖。该网站还致力于帮助其他学术组织或机构建立学术共享平台，推广这种新型的数字化学术交流模式。

三、数字人文的研究热点——文本挖掘

数字人文所涉及的领域综合宽泛，但是真正体现数字技术的丰富优势并更新人文研究的是文本挖掘。数字技术把传统文本变成数字化文本，以数据的形式存在。这就为引入计算机应用进行数据挖掘提供了可能性。目前的人文学者所拥有的数字化资源远远超出他们的实际阅读量。利用基于计算机的工具和方法，能使学者们对数量巨大的文本加以分析和挖掘，从而发现利用传统人文研究方法根本无法察觉的新的趋势和成果。比如，哈佛大学的专家们利用数字技术针对人类历史上自1800年至2000年出版的超过5百万本英文书籍进行量化分析。其中，通过研究词频发现在20世纪70年代以前，"男人"一词出现的频率远远高于"女人"一词，到了80年代，两词词频开始大致相当。通过研究技术发明在印刷文本中出现频率可以发现，1800—1840年的发明，平均花费66年的时间才在印刷文本中频繁出现，但1880—1920年的发明仅用了27年。专家对这一发现的解释是人们对于技术的接纳变得越来越快。研究还在包括英语词汇、语法演化、集体记忆、审查和历史上的流行病学等许多方面取得成果。[2]值得一提的是，此项研究涉及哈佛大学的多个系院的数十名研究人员，是名副其实的团队合作成果。哈佛大学的此项研究极大拓展了人文研究的范围，为未来的文本数据挖掘研究树立了良好的范本。

计算机在统计和处理方面的超强能力可以分析人类无法企及的大量文本资料并挖掘出新的成果。此外，前沿的数字人文研究还可以从少而精的文本材料中分析出新的趋势和问题。比如美国印第安纳大学的信息科学专家与民俗学专家合作，通过文本挖掘开展对欧洲童话故事中的身体研究。该项研究利用数字化的手段集合了欧洲范围内阅读最广泛的233个童话故事，对其中指代身体的词语进行文本分析。此项研究体现了跨学科合作的成果。研究者利用民俗学和性别研究的方法去解读文本挖掘出的数据结果，分析出青春男性的身体被定义为普遍正面的形象，而年老的女性身体则被标记为"他者"。[3]虽然传统女性主义学者也提出类似的观点，但是此项研究无疑提供了更为详实的数据实证，为该领域进一步的研究奠定了基础。

文本挖掘不仅在单一语言研究方面表现卓越，而且在翻译领域也是发展迅速。比如来自英国伦敦大学、加拿大阿尔伯塔大学和香港树仁大学的学者合作，利用文本挖掘的技术研究《红楼梦》英译本的翻译风格。在所有红楼梦的英译本中，由霍克斯（Hawks）和敏福德（Minford）合作翻译的版本与杨宪益夫妇翻译的版本被公认为最佳译本，该研究就选择这两个翻译文本作为研究对象，虽然关于这两个译本的对比研究已有很多，但是通过文本挖掘，该研究发现了两个译本新的不同之处。针对同一中文文本，霍克斯的译本比杨宪益的译本词句要多；但是，他所用的词汇量却比杨宪益的译本要少；另外，霍克斯所翻译的句子比杨宪益的要长。[4]针对这些新的对比结果，研究者分别从两组译者的社会、政治和意识形态的背景入手解析他们采用不同翻译策略，并形成不同翻译风格的原因。该项研究为文本挖掘应用在翻译学方面提供了有利的范本。

四、数字人文的发展趋势和借鉴意义

1. 研究对象的数字化

数字人文的研究对象包括数字化的文本和原生数字化材料。相对于传统的人文研究只能涵盖实际搜集到的资料，数字人文的研究无疑涵盖了更为广泛的内容。数字技术的发展使人文资料和人文知识的获取和检索变得便捷，从而使人文研究学者从繁杂的资料收集和整理的工作中解脱出来，可以更加专注地进行研究。因此，我国的人文学者应该更新观念，适应数字人文的发展潮流。首先，我国的人文学者应该有意识、有目的地接触并学习最新的数字化技术，利用先进的数字技术搜集和检索研究资料，从而节省研究时间和成本；再次，我国的人文学者要扩大研究范围。人文研究不仅要涉及传统人文材料，还要及时将数字化的人文材料、特别是原生数字化的材料都纳入到研究的范围中，推进我国数字人文研究的发展。

2. 研究方式的协作化

相对于传统人文研究注重思辨、解读文本的研究形式，数字人文的研究在方式上更加注重人文研究与计算工具的结合。数字技术使人文研究的文本最终以数据的形式呈现。数字人文研究借助计算机所提供的诸如数据可视化、信息检索、数据挖掘和统计等计算工具对所涉及的材料进行研究，从而得出传统人文研究无法总结出的趋势或现象。因此，我们应该提倡跨学科的协作和创新，鼓励人文研究与信息科学的交流和融合。我们应该建立跨学科的交流平台，使我国的人文学者了解和重视计算机领域的知识，同时促使计算机领域的学者熟悉人文研究的对象和思路，从而实现两者在研究上的协作，促进数字人文的发展。

3. 研究成果的整合化

国外数字人文的发展体现出研究成果整合化的趋势。因为国外数字人文的研究多以团队的形式展开,研究人员往往都是利用数字技术针对所选材料进行分析处理后发现新的趋势或问题,然后结合传统人文研究的理论和方法进行研究。在研究过程中,往往背景不同的学者从各自的角度出发会得出不同的结果,而最终的研究成果往往都是整合了不同学者从不同角度论证出的成果。因此,我们应该在提倡数字技术融入人文研究的同时,还要鼓励不同人文学科间的学术交流。通过举办多学科背景的学术沙龙,以数字技术作为纽带,把不同学科背景的人文学者汇聚在一起共同研讨。我们甚至可以设立数字人文研究机构,集合多种学科背景的学者共同开展科研,从而适应数字人文研究成果整合化的趋势。

4. 研究人才的复合化

国外数字人文研究的迅猛发展与相当数量的具备交叉学科背景的复合型研究人员密切相关。虽然目前国外数字人文研究多以团队协作的形式,但是研究主导者大都具有交叉学科背景的复合型人才。因此我们应该促进培养复合型的数字人文研究人才。一方面,我们可以鼓励我国的人文学者积极参加国外的数字人文学术活动和相关培训,了解数字人文研究的前沿进展,学习数字人文研究方面先进的技术和手段,借鉴成熟的研究范式并结合我国的实际情况加以改进和创新;另一方面,我们要顺应数字人文的发展潮流,丰富人文教育理念,更新人文教学内容,适时在高校开设数字人文方面的课程,培养既具备人文研究功底,又了解先进数字技术的复合型人才,扎实推进数字人文在我国的发展。

五、结语

数字人文作为一个新兴的交叉学科在我国刚刚起步,2011 年武汉大学首先成立了国内第一家数字人文研究机构。我国目前在数字人文领域的研究理念、研究方法和研究技术都不够完善。通过了解国外数字人文的研究动态,特别是最前沿的发展,总结先进的研究经验,借鉴成熟的研究案例,学习最新的研究技术和方法,对我国的数字人文研究和应用具有重要的指导意义。

参考文献

[1] Smith K. Q&A with Brett Bobley, Director of the NEH's Office of Digital Humanities. http://hastac.org/node/1934. 2009 年 2 月 1 日检索.

[2] Michel J-B. *et al*. Quantitative analysis of culture using millions of digitized books. Science, 2011, 331 (6014): 176-182. http://www.sciencemag.org/content/331/6014/176.full. 2010 年 12 月 16 日检索。

[3] Weingart S, Jorgensen J. Computational analysis of the body in European fairy tales. Literary and Linguistic Computing, 2012. http://llc.oxfordjournals.org/content/early/2012/05/25/llc.fqs015.full. 2012 年 5 月 28 日检索.

[4] Li DF, Zhang CL, Liu KL. Translation style and ideology: a corpus-assisted analysis of two English translations of Hong Lou Meng. Literary and Linguistic Computing, 2011, 2 (26): 153-166.

• 好书推荐 •

临终时节：救治者变身陪伴者

王一方

　　此时此刻，白大褂的境遇发生了一次从救治者到陪伴者的角色跨越与心灵涅槃。
　　置身肿瘤病房、安宁疗护病房、ICU 监护室，面对生命终末期的患者，医生常常会默默地问自己：此时我还能干什么？无疑，此刻医生的干预角色、拯救使命变得扑朔迷离起来。诚然，一旦进入生命终末期，恶疾不再只是细胞、组织、器官的病理变化，而是身-心-灵的蒙难，痛苦不再只是肉体的疼痛与止痛问题，而是熔炉般煎熬的精神苦楚（恐惧、忧伤、沮丧），生命的张望与绝望。陪伴者的心灵觉知与觉悟旨在反思技术时代的死亡与救助，呼唤与重建新的、豁达的疾苦观、生死观、医疗观。此时，不仅是医生，还有患者，都必须告别倔强的干预模型，坦然接纳姑息顺应模型，实现功利搏击到心灵澄澈的转身。此时，医护者不再是永不言弃的救治者，也不甘做一半无奈、一半敬畏的见证者，变身成为有德、有灵、有情的陪伴者，通过叙事（谈话）方式完成生命救渡（救赎）的使命。此时，生命不仅是一个技术事件，还是一个精神事件，一个认知生命、理解生命、彻悟生命、接纳死亡、灵然独照的精神升华仪式，同时让医患双方在陪伴中与死亡达成和解。
　　叙事医学将医患关系从"气顺-情投"的世俗人际层面提升到"神依-魂安"的灵性境界，将死亡从急救医学、ICU 的技术氛围中解救出来，为陪伴者的医疗价值和工作内涵提供了有益的拓展。叙事医学帮助医生走出沮丧、恐惧、逃离心理，完成从救治者到陪伴者的转身，为茫然无措、无言以对情形提供现实的指导。此外，陪伴的细节叙事有利于安抚指标的发现与优化，从而发展有品质的陪伴。陪伴的经历对于陪伴者可能产生了积极的疗愈作用，并促进其灵魂的净化。
　　作为新的医疗角色，陪伴者面临的问题十分复杂、棘手，一是如何跳出纯技术语境，转入灵性语境？二是陪伴者灵性语境的开启，话题、语汇、语气、道具，陪伴形式（陪他、陪你、陪自己）的多元关照。三是从陪伴到相伴，从相伴到相依，陪伴者恩宠满溢，通过陪伴获得自身的灵性成长。四是在生命终末期抵达的"灵然独照"的境界，完成"善终与送别"。本质上是一种新医疗观的确立，明确安宁缓和疗护以提升患者的生命品质为诉求，而不是以延长患者的生命长度为诉求。同时确立新的诊疗价值，认识到绝症患者离世不是医疗的失败，生命终末期未能得到陪伴和安抚，无法通过安宁照顾安详离世才是医疗的失败。
　　随后的四个案例（取自四本书和书中的感人故事）展示了陪伴者身-心-灵的提撕和知-情-意的驰骋。

一、《陪伴生命》：一位临终关怀医生的体验（凯瑟琳·辛格的故事）

　　凯瑟琳·辛格（Kathleen Singh），一位有宗教生活的临终陪伴医生，在美国佛罗里达临终

王一方，北京大学医学人文研究院

关怀医院里送走了数以百计的临终患者。她将自己的工作笔记归纳结集,成为这本有意思的书《陪伴生命》(The Grace in Dying,书名直译应为《走好》),该书是根据她临终陪伴的观察和体验书写的,详细地展现了临终时期患者的心灵转化,这些体会告诉人们:临终是一段自然开悟的历程,是一段最终回归真我的返家之旅。

在辛格看来,死亡是深刻、超越的,她在书中这样写道:"临终是一段自然开悟的历程,一段最终会回归真我的返家之旅"。她在陪伴过数百位临终患者之后,观察到:"死亡是更高的能量渗透生命的时刻"。[1]因此,陪伴体验是极其珍贵的,她感觉自己被超越个人的巨大力量所撕裂,也感受到无限的慈悲与智慧。通过陪伴,更多地理解死亡,对生命旅程的认知也更加深刻,生命也变得更大气、更完整、更开阔,也更真实。她最重要的领悟是:庄严神圣的陪伴不是置身事外的观察、想象和自我诠释,而是与患者同在,通过对话更加懂得患者,对病人的苦难有一种深度的共感。

长期的陪伴生涯,让辛格发现了一种奇妙的临死体验:"灵然独照"。死亡绝不是主要器官功能的终止那么简单,还伴随着一个肉身与自我感崩解消融,逐渐转向内在灵性的过程。内在灵性可能展现出别样的生命品质来:这种品质包括空灵的圆满,无边的浩瀚感,不受拘束的自在感,内在的光芒、安详、慈爱,和一种可以与他人分享的神性。这种神性可归纳为:放松感、退出感、光明、内在性、静默、神圣、超越、知悟、融合、体验圆满。对于未经历这个过程的生命个体难以言说,是一份满溢的恩宠,是一次惬意的灵然独照。

临终体验存在三大转戾,由前个人意识进入个人意识,再进入超个人意识。正因为临终时刻是心灵转化的时刻,临终时,人们经历了感受悲剧到体验恩宠的心灵转化。就人的一生来说,临终体验是一段意义深远的生命时光,它的本质是人的内在心灵转化。医生应该将这个时刻设定为"重新融合"的时刻,人的灵魂在此时返归本源,重新融入圆神意识(前个人意识、个人意识、超个人意识的闪回)。

在辛格笔下,死亡不仅被美化、诗化了,更是被神化、灵化了,因此,它不再是黑暗的、可怕的生命尽头,而是充满无限光明与未来憧憬的天堂入口。

二、《最后的拥抱》:安宁护士的陪伴体验(玛姬与派翠茜亚的故事)

玛姬·克拉兰(Maggie Callanan)与帕翠茜亚·克莉(Patricia Kelley)都是从事临终关怀的资深护士,她们的工作职责就是尽量让患者在生命的尽头感到心智、灵魂的安适,并非只是生理上的舒适。她们的临终护理笔记《最后的拥抱》(Final Gifts,副标题为"一份特别的恩宠,临终环节的需求和沟通")[2]成为陪伴者的经典读物。在书中,玛姬与派翠茜亚用一系列鲜活的安宁护理与送别案例昭示我们,无痛苦、少折磨、不煎熬的死亡过程宁静而温馨,有尊严,有和解,那是最后一次体验亲情和智慧的仪式。

该书有许多陪伴叙事的神来之笔,揭示了患者临终觉知的三大"隐喻"。

一是"生命的远足",死亡就是跨过一座桥,到远方去旅行,因此,临走之前要"找地图","找护照",叨念着"旅程的艰辛",亲人和友人要读懂这个隐喻,帮助将逝者勇敢上路,解脱他的最后牵挂。

二是"穿越时空的灵异访问与重逢",譬如见到早已逝去的前辈,多年不见的至交,这样的会面常常半虚半实,神龙见首不见尾,却如梦如痴,相谈甚欢,或许是过去的仇人与情敌,为的是在生命的最后关头,与这个世界和解,不留下仇恨、敌意与遗憾,这些相遇者都是将逝者未来生活的旅伴，与他们结伴而行，往生的路才不会寂寞。

三是"谒神、遇仙或步入天国、仙境"，有宗教信仰的人会感觉到上帝、天使、真主、佛陀、观音的召见或邂逅，体验到天堂的胜景，或看到一束美丽的光，远眺一个美丽的地方。

一旦融入了临终患者的心境与语境，就不再会躲避临终者热切的目光，也不再会面对临终者焦虑而理屈词穷，不至于再用这句"不要想得太多"去敷衍塞责。

三、《我愿意陪伴你——点亮生命的九堂课》：癌症患者的陪伴体验（史丹·高伯格的故事）[3]

史丹·高伯格（Stan Goldberg），美国旧金山州立大学语言病理学教授，作家，语言治疗师。得知罹患前列腺癌之后，全身心投身安宁疗护事业，以志工身份陪伴临终患者两百余人，借以驱散内心的恐惧，然而，陪伴的经历给他前所未有的震撼，临终患者的生命故事让他赢得了生命中"宽恕、放下、同情、希望、感恩（无条件付出、用心沟通）"的全新领悟和升华。也赢得了躯体疗愈和生命的救赎，为我们奉献了一部精彩的陪伴手记《我愿意陪伴你——点亮生命的九堂课》（*Lessens for the Living: Stories of Forgiveness, Gratitude, and Courage at the End of Life*）。

书中记叙了高伯格丰富充实、五味杂陈的志工生活与绵长的生命领悟，包括生死桥头的灵魂选择，这份危崖边的体验让他对宽恕、同情、感恩有了更真切的领悟。首先，必须怀抱宽恕的心性，然后放下，但不是放弃，准备好无条件的付出，才会有无限的启悟，即使是语言治疗师，也要用心去沟通，而不是口唇服务，陪伴的历程充满着同情、共情，只有同病才相怜。陪伴中他还发现一个秘密：临终者常常会有矛盾的希望，希望愈大，作为愈小，虚妄的希望（奢望）破灭反而能让患者活得更坦然、更长久。陪伴者无差别的爱才是唯一的爱，也只要投身陪伴，就一定顿悟多多，获得意想不到的恩宠与康复。

四、《奥斯卡与玫瑰夫人》：志工（家人）的陪伴（玫瑰夫人的故事）[4]

这部作品一开始是一部中篇小说，然后被演绎成为一部感染至深的电影，记叙了临终陪伴者玫瑰夫人（小说中是一位慈爱老奶奶，电影中是一位善良的邻家大妈）以智慧和真诚打开了绝症患者奥斯卡的心。

首先，她没有把少年奥斯卡当做一个危在旦夕的患者，而是当做平等对话的人。在我们这个技术化的时代里，人们太看重技术在挽救生命中的作用，太看重生命的物质延续，忽略了绝症患者本身的感受。医生和家属努力用技术去对抗死亡，如果不成，就干脆放弃，他们不知道在对抗与放弃之间仍然可以大有作为，那就是陪伴。陪伴或许改变不了疾病本身，改变不了疾病恶化的进程，但是，那种温暖、那种支持、那种无限的爱心与耐心，却可以将一个患者的绝望变为希望，焦灼变为宁静，痛苦变作哲思。

这部作品给了读者深深的感悟。在生命终末期，陪伴的意义是宽厚、悠长的，完全不像治疗的窗口那样狭隘、短暂，转瞬即逝。它告诉我们一个朴素的真谛，好医生不是能够彻底消灭疾病和死亡的人，而是能够帮助患者面对疾病与死亡威胁却仍然充满幸福感的人。绝症患者最绝望的事不是疾病本身，不是病痛本身，而是极为强烈的被抛弃感，让他们感到无比痛苦。陪伴给患者和陪伴者都带去了魔法般的礼物：在陪伴中让患者与死亡和解，在陪伴中让陪伴者发现生命的意义。有品质的陪伴是一门艺术、一种魔法，让精神的生命无限地升华与超越。

读完这一组陪伴者的故事，我们的心智在渐渐地苏醒、彻悟，理解到应该如何坦然面对临终患者，反思常人（包括医生）的惯常姿态，那一份莫名的倒霉、沮丧、无力、无奈，继而生出无端的恐惧、躲避、忌讳，这一系列心理体验都亟待脱敏，亟待改观。

我们的姿态完全应该像高伯格那样：每当我来到患者的床前，仿佛就踏入清爽的秋天清晨，幸运的人一生中会有几次这样焕然一新的体验呀。其实，我们每个人都能在生命的终点看到情感和灵性成长的契机。

我们的心境完全应该像辛格那样：靠近一个临终患者，就会感觉到自己踏入了神圣领地，神圣品质的浮现，正是因为临终者和肉体生命的最后联结是爱。

生命的善终就是恩宠中往生，如同鲍尔弗·芒特（Balfour Mount，加拿大安宁照顾运动的倡导者）所言：''临终即疗愈''。[5]如同索甲仁波切的感悟：人只有在死亡中才能疗愈了自己的灵性。[5]诚然，陪伴者的意义就是开启灵性，引领灵性。完成生死沟壑的跨越（混乱-诚服-超越），实现诗意（灵性）地往生。

参考文献

[1] 凯瑟琳·辛格. 陪伴生命——我从临终病人眼中看到的幸福. 彭荣邦、廖婉如译. 北京：中信出版社，2012：前言，4-6.
[2] 玛姬·克拉兰，派翠西亚·克莉. 最后的拥抱. 李文琦译. 北京：华夏出版社，2013.
[3] 史丹·高伯格. 我愿意陪伴你——点亮生命的九堂课. 张美惠译. 台北：张老师文化股份有限公司，2012.
[4] 埃里克-艾玛纽埃尔·施米特. 奥斯卡与玫瑰夫人. 徐晓雁译. 北京：作家出版社，2008.
[5] 转引自凯瑟琳·辛格. 陪伴生命——我从临终病人眼中看到的幸福. 彭荣邦、廖婉如译. 2012，186.

·域外传真·

伦敦国王学院人文与健康中心访学纪行

张瑞玲

2012年2月份抵达伦敦，是我第一次踏出国门。因为已有语言基础和英国文化知识储备，而且又有朋友去接，所以出了希思罗机场，并没有异国他乡的感觉，也没有强烈的文化震撼。

访学的学校是伦敦国王学院（King's College London），始建于1829年，由英王乔治四世和惠灵顿公爵创办，因此得名国王学院。五个校区有四个在风光旖旎的泰晤士河沿岸。它的人文与健康中心（Centre for the Humanities and Health）在主校区河岸街校区（Strand Campus，音译斯特兰德），位于伦敦市中心，泰晤士河中游河畔。

因为住得不远，所以就决定步行，一是可省些公交费（不像是北京，在伦敦地铁、公交费是一笔不小的开支），二也可欣赏沿途的风景。二月下旬，北京还是寒风料峭，裹着厚厚的羽绒服，而在伦敦则穿一件呢大衣就行，虽然有风，但也比较柔和，远没有北京的那么刺骨。信步走过去，看到伦敦的街道并不很宽，但基本上没有堵车现象。后来才知道，私家车进城，要收拥堵费（congestion fee），加之伦敦有地上铁路（overground）、地下铁路（tube）及公交车联运，形成四通八达的便利公交体系，所以人们尽量使用公共交通。伦敦的标志之一红色双层巴士川流不息，据说造价不菲，而且还是无障碍的。有坐轮椅或推婴儿车的乘客要上车，车门这一侧会缓缓降低，后车门会伸出一个踏板，搭在路沿，待乘客上车后，又自动收回去，降低的这一侧渐渐复原。

很快就到了地铁滑铁卢站，远远就看到了闻名遐迩的滑铁卢桥及泰晤士河。还未上桥，在河的南岸路过国王学院的另一个校区——滑铁卢校区（Waterloo Campus）。上了桥，才发现泰晤士河并不像想象中的那样宏伟宽广，远不及我们黄河、长江那般壮观，但其孕育的工业文明却造就了日不落帝国。走在桥上，泰晤士河风景尽收眼底。河上有大大小小的船只。左手边望去可见伦敦眼，远处北岸的大本钟、西敏寺哥特式尖顶，右手边可见伦敦地标塔桥、圣保罗大教堂的穹顶。

过了滑铁卢桥，右手边有一座富丽堂皇的18世纪建筑——萨默塞特宫（Somerset House），中间有一个方形的广场，夏季有时尚周，冬季则变身为溜冰场，四周的房子会举办艺术展及讲座。伦敦国王学院获得萨默塞特宫东庭（Somerset House East Wing）的租用权，英女王伊丽莎白二世于2012年2月29日亲临启用盛典，该部分主要是法学院所在地。

走过萨默塞特宫，就到了斯特兰德主校区，也是当初建校所在地。说是校区，跟国内封闭式的校园大相径庭，其实就是连在一起的几栋建筑物。大楼临街的橱窗内有杰出校友的画像和介绍，其中包括著名诗人约翰·济慈（John Keats）与文豪托马斯·哈代（Thomas Hardy）。该校区以人文学科、法律、社会科学与公共政策为主。

伦敦国王学院在跨学科研究中处于前沿位置的有医学人文、卫生政策和生物信息学。从事医

张瑞玲，北京大学医学部应用语言学系

学人文研究的人文与健康中心位于斯特兰德主校区东翼（East Wing）五层。中心主任布莱恩·赫维茨（Brian Hurwitz）是英语系资深 D'Oyly Carte 冠名教授。他也是一个跨学科的人材，拥有普通开业医生（general practitioner，GP）执照，对文学颇有研究，还教授叙事医学这门课程，同时又开展疾病叙事等专项研究。他向我表示热情欢迎，并领着我参观校区，向我介绍了中心的情况。

中心在惠康基金（Wellcome Trust）的资助下成立于 2009 年，下属英语系，是一个跨学科的中心，致力于医学人文领域的研究，设有医学人文理学硕士点，并招收博士及博士后研究人员，该专业从人文的角度探讨人文与医学的交集，研究人文学科诸多领域如文学、艺术、历史、哲学与医学的交叉。中心的目标是成为英国在医学人文研究领域的世界级领军机构，致力于概称为"疾病的界定"的多分支研究。研究汇集艺术、人文、医学多领域英国国内外的专家，如文学、哲学、历史、视觉艺术、电影研究、临床心理和精神病学、医学和护理等学科。从事这些项目研究的学者研究人文学科对于理解主观疾病体验、疾病与健康的个人和文化表现，以及从人文学科的视角如何看待二者之间的界限等。六项分支研究包括：疾病叙事、抑郁与紊乱、医学人物肖像的案例研究、护理与身份认同、历史和文化因素对精神病诊断的影响、健康与疾病概念。

人文对于医学来说很重要。每日的临床实践都包涵特定文化语境中的患者体验，但是生物医学科学主要关注病因、机制和治疗，只是部分、纲要式记录人的体验，而疾病对个体、家庭和社会的意义则不在生物医学科学的研究范围之内，因此仅凭生物医学科学不能提供临床实践的全部基础。

对患者以及那些照护者来说，最根本的是个体的、文化的含义，但人文学科在这一领域的独特潜力没有系统地在学术范围展开。"疾病的界限"这一项目是一个范围很广的、跨学科的研究，它采用不同的方法，通过审视卫生医疗的不同维度——不同背景中疾病的体验及其文化内涵，来解决这一问题。

患者主体性和价值观——有时合在一起称为"患者声音"——通过具有广泛差异的文化物体和背景来表述（文本、绘画、电影及概念建构），这些都是医学人文要辨别、研究和阐释的目标。这个项目的前景不仅仅是提供一个论坛，让患者的声音得以听到，而且是发现蕴含在文化活动和产品中的跟病痛和疾病有关的声音，以及其多样性和复杂性。通过这个项目，人文能够向生物医学和医疗保健提供很多"养分"。

国王学院在发展医学人文这一领域方面有着得天独厚的优势。它是欧洲生物医学和医学科学研究和教学最强大、最集中的院校之一，它的人文学院在学术研究和创新方面享有国际声誉。人文与健康中心依托学院这些优势，致力于发展这一新兴学术领域的跨学科文化。

国王学院英语系早在 2005 年曾设立过世界上第一个"文学与医学"硕士专业，人文与健康中心成立后，该硕士项目纳入到本中心，并在 2010 年全新改组为医学人文理学硕士。该项目利用学院教学人员世界水平的研究专长，给学生提供真正跨学科的方法，从电影、艺术到文学、法律等学科角度，理解医学、疾病、人文的交集。学生来自不同的背景，既有文科背景，也有理科背景。这一硕士项目由不同学分模块组成。两个必修核心模块是：医学人文高级技能和医学人文主题，给学生提供医学人文主题和方法的训练。

医学人文是一个正在发展中的学术研究领域，它为当代医疗保健中出现的问题提供强有力、创新性的分析。课程教学的主要目的是探索该领域的基础，教授分析技能，让学生能够解决针对这一领域提出的一些问题。

学习这个专业的收获是清楚地认识到人文学科是如何理解健康和疾病，人文学科能为医疗保健作出的贡献，内容涉及哲学、文学、电影、心理学、艺术史及医学、护理等。该专业的出口是医学和卫生职业人士，从事卫生政策、新闻或生命伦理学方面的工作，或攻读医学、人文，或医学人文博士学位。两门必修核心模块介绍如下：

一、医学人文高级技能模块

这个模块的主要目的是教授学生成为医学人文领域学者所需的实际技能，包括如何阅读医学病历笔记、如何使用档案文本和绘画等。这门课意在作为核心课程——医学人文主题的补充，设计为每项技能每周一小时，放在两个小时的医学人文主题核心课程之前。由于使用档案材料比较复杂，会专门留出一些课时学习。而且，相对于理科背景的学生，论文写作对于人文背景的学生来说会简单一些，不过也会留出6个小时的时间专门学习论文写作。

二、医学人文主题模块

这个模块的主要目的在于探讨本领域的根本性问题：人文学科能够让我们更加人道吗？人文学科与科学的区别是什么？健康是什么？疾病是什么？文学提供了哪些疾病的证据？什么是叙事？医学中是如何蕴含叙事思维和表达的？这门课始于一个假设——医学人文学者们提出的问题最好从特定的人文学科找到答案。

通过让学生接触人文各学科解答问题的方式，学生首先能够了解从事医学人文研究的方式；其次，学生能够了解从医学人文各学科及医疗保健的角度提出问题的不同方式；再次，学生能够熟悉医学人文研究的核心主题和题目；最后，学生能够了解从事医学人文研究所需使用的各种研究资源（如档案和书目）。除了这些必修课之外，还有多门选修课可供学生选择，如传记类疾病叙事、叙事与医学、荧屏上的医学等。

旁听了这些课程后，感受到中心教师的科研和教学水平都很高，尽职敬业，课程信息量大，给学生提供系统的专业培训。课程全部采用讨论班（seminar）的形式，需要阅读的材料提前告知学生，每次上课教师做完开场白之后，与学生就相关问题展开讨论，有时学生还轮流做口头报告（presentation）。核心课程为集体授课，教师所主持的讨论课都是自己的专长或正在从事的研究，能够充分发挥自身优势。课堂上使用频率很高的一个词是"problematic"。教师经常会问就某个话题而言会有什么样的问题出现，引导学生思考，提出问题，找到分析问题的切入点，进行思维训练，我认为这点是这些课堂让学生受益最多的方面之一。另外一点就是促进知识的内化。所有课程都要求首先大量阅读，然后课堂讨论或发言，这就迫使学生将大量阅读得来的知识在短时间内理解、消化、吸收并且运用，这不仅是思维训练，也是学习能力的提升及科研能力的培养。这些都与中国的课堂授课方式不同，也是许多中国学生到国外读书后，感到非常不适应的地方。

我的另一个感受就是教师一定要教会学生使用各种研究资源。伦敦的好处之一就是拥有众多的图书馆、档案馆和博物馆，给人文研究提供了很好的资源。国王学院本身就有几个藏书丰富的图书馆，加之是伦敦大学联盟的成员，学生还可以方便地使用伦敦大学学院、亚非学院等院校的图书馆。此外，还有藏书丰富的大英图书馆、议院图书馆。对医学人文的学生来说，他们还可以使用惠康基金图书馆。学校还提供丰富的网络资源链接和下载，图书馆内可免费扫描。

该医学人文理学硕士专业学生的来源广泛，既有医学背景的，如医院的医生、护士，也有纯文学出身的,而且年龄层次不一,既有刚读完本科的,也有已经在医疗行业工作多年的职业人士,更有已经当了祖母的"老人家";另外,除英国本土的学生之外,还有来自欧洲其他国家的,再加上我是来自中国的,整个课堂格局呈现出国际化、多元、开放的特点,非常有利于思想的碰撞和融合。

虽然刚到伦敦时未感受到强烈的异域文化的震撼,但随着时间的流逝,在近一年的时间里,在与英伦文化的接触中,变化依然在发生,尽管这种文化冲突与接纳是以一种较缓和的方式进行的,慢慢浸润、潜移默化——回国之后我甚至感受到了逆向的文化冲击。

开放的哥伦比亚大学,开放的美国

郎 朗

炎炎夏日即将到来之际,我开始怀念一年前的纽约夏天,那里有炽热的太阳,那里也有清凉的海风,更重要的是,那里有我访学一年的哥伦比亚大学(以下简称"哥大"),有我钟爱的图书馆。访学结束时,我从美国带回来的不仅仅是海量的史料记录,还有我对哥大和纽约的眷眷思念。

哥大印象

常春藤盟校之一的哥伦比亚大学(Columbia University)坐落于纽约曼哈顿的晨边高地(Morningside Heights),濒临哈德逊河,在中央公园北面。哥大校园面积不大,虽没有斯坦福大学的广袤与气派,也没有哈佛、耶鲁的精致与古典,却有纽约专属的传统与现代的完美结合——主图书馆的罗马柱和俯瞰南校园的知识女神像似乎在告诫莘莘学子攀登知识高峰需要付出显著的努力;而横跨阿姆斯特丹大道的空中走廊上的后现代雕塑又在欢快地提醒学生们丰富的文化生活是学业的良好调剂。这就是我感受到的哥大——求实严谨、自由开放。

一、开放的学术氛围

我所在的魏德海东亚研究所(Weatherhead East Asian Institute)隶属于哥大国际与公共事务学院(School of International and Public Affairs,SIPA),是美国学术界研究中国和其他亚洲国家历史最悠久的学术机构之一。研究所汇集了来自哥大人文社科各专业的杰出教授、学者,为全校学生开设有关东亚国家和地区的政治、文化、经济、历史等课程,并培养地方学(东亚)文学硕士。这种兼容并包的学科设置和科研精神并非 SIPA 独有,哥大对学生人文素养的培养向来十分重视,定期邀请校外来宾进行讲座也是学校对各院系的基本学术要求之一。蜚声哥大的 Brown Bag Lecture(午餐袋讲座)即是东亚研究所长期举办的此类讲座。Brown Bag Lecture 顾名思义,是午餐时间进行的讲座。讲座的创办初衷是鼓励大家利用午餐时间了解有关东亚研究的学术前沿,并欢迎听众带着自己的午餐来参加讲座,研究所还提供简单小食和咖啡。讲座人通常是到访的国际知名学者或者 SIPA 的教授,他们对大家的边吃边听也十分包容。如果讲座的内容将超出一个半小时,研究所会举办专题讲座或者某个主题的系列讲座、论坛,无论是何种形式,总能吸引哥大各院系的老师、学生、甚至是校外人士到场,听众与演讲者的互动也十分精彩。

除了院系提供的各种学术交流的机会外,哥大多种多样的学生组织也拓展了学生的学术视野。哥伦比亚大学中国学生学者联谊会(Columbia University Chinese Students and Scholars Association,CUCSSA)是哥大最具影响力的学生组织,其举办的"哥伦比亚大学中国展望论坛"

郎朗,北京大学医学部应用语言学系

(Columbia China Prospects Conference)为美东地区的学生们提供了一个与美国政界、学界杰出代表交流的平台。2011年的第二届论坛邀请到美国前首席助理国务卿汤马斯·芬格（Thomas Fingar）、匈牙利前国家首相格尔顿·鲍伊瑙依（Gordon Bajnai）、美国智库朗德公司（RAND Corporation）政治学家罗杰·克利夫（Roger Cliff），以及经济学家陈志武、中国企业家王石等五十余位演讲者，与听众共同探讨美中关系、中国的发展道路。"中国展望论坛"是哥大中国学联每年举办一次的盛会，其他学生组织也举办各类讲座和活动，虽然规模无法与其比肩，却也是学生们在课堂之外进行学术交流的主要途径之一。

二、开放的校园环境

与东亚研究所相匹配的东亚图书馆（Starr East Asian Library）的藏书量非常可观，在美国仅次于哈佛大学的燕京图书馆的中文藏书。图书馆里的每一张桌子似乎都承载了一段历史，散发着经久沉淀的书香。我有时甚至觉得即使什么都不做，仅是待坐在图书馆里，看着窗外随风飘落的树叶都是一种难得的精神享受。哥大校园里最具古典气息的非主图书馆——巴特勒图书馆（Butler Library）莫属了。我最喜欢在图书馆三层的教参阅览室（Reference Hall）看书，高高的窗户和长长的吊灯使那里成为最为明朗的所在。每当疲倦或者走神儿的时候，抬眼望到墙上的刻字"MAN IS BUT ALL HE KNOWTH"，我便似乎顷刻间又充满了动力。

开放的哥大在校园的各个角落都有无线网WiFi，时刻满足学生的学术与社交活动需求（连到哥大参观的游客都可受益于其方便快捷的无线网WiFi）。哥大的学生社团五花八门，活动十分丰富。让人羡慕的是，哥大学子在热闹的社会活动之后可以随时在图书馆找到安静的角落，倾心于课业或研究——图书馆设有24小时自习室，主图书馆的阅览室在非假期时段都开放至晚上11点，各分馆的开放时间也都很人性化，最大化地方便了师生使用其丰富的馆藏资源。

三、开放的总统图书馆

在哥大的访学间隙，我去了位于佐治亚州亚特兰大市的卡特总统图书馆进行解密档案的查找与阅读。美国总统吉米·卡特（James Earl Carter）在卸任后不久便向政府捐赠了其任期内的全部档案材料。卡特图书馆主要收藏了有关20世纪70年代后半叶美国政府的国内、外交政策及国家政治事件的历史性材料，虽然已经解密的外交档案和国防资料仅是有限的一部分，但据档案管理人员介绍，图书馆近几年来将机密档案进行扫描、数字化保存，与美国国家档案管理局一同致力于逐步开放更多的材料供研究人员使用。

美国的政府档案解密工作非常系统、有序，各总统图书馆面向大众开放，只要出示有效的身份证件，任何人都可以进入图书馆参观，或查阅已解密的档案资料。总统图书馆里不仅收藏了文字史料，还有生动记录了历史瞬间的图片和影像资料，所以任何一个对美国历史感兴趣的人，在总统图书馆里都可以近距离地感受某个历史事件。不仅总统图书馆如此，位于华盛顿的国家档案馆、国会图书馆，甚至由私人基金会创建的如洛克菲勒档案中心，都是面向大众免费开放的。这也许从一个侧面解释了为何美国史学家在史料解读方面处于领先地位。

四、包容、开放的纽约

在纽约近一年的生活让我改变了之前作为游客到访时的印象——她不再是曼哈顿中城和下城里鳞次栉比的摩天大楼的集合体,而是一个有着便捷的交通、美丽的景致、来自世界各地的美食、让人流连忘返的诸多博物馆,以及各种大众活动的国际大都市。

作为美国大陆上最早的欧洲殖民地之一,纽约完美地体现了传统与现代的融合:某个街角那不起眼的糕点店可能已有上百年的历史;24小时运行、全年无休、每天承载了数百万人的纽约地铁竟始建于1904年;免费对公众开放的纽约公共图书馆也有101年的历史;曼哈顿下城紧邻华埠的东村(East Village)有着多彩的夜生活;与东村对望的西村(也称 Greenwich Village)及其南面的苏豪区(SoHo)是潮人聚居地,常有好莱坞明星出没于此……

在纽约,夏天的到来意味着一系列大众活动的开始——River to River Festival、公园电影、草坪音乐会、露天莎士比亚戏剧,还有庆祝美国独立日的海上烟花,好不热闹!我印象最为深刻、也最喜欢的是纽约爱乐乐团在中央公园大草坪上的音乐会。这个音乐会的规模是夏季里最大的,人们早早就用各种物什占据有利地势,下班后从西面八方赶来。那是我此生最难忘的音乐会——夏日的夜里,躺在草坪上,仰望着星空,美国历史最悠久的交响乐团演奏的柴可夫斯基的第四交响曲回旋在耳畔,啊,夫复何求!

微博上曾有人调查纽约最受喜爱的地方是什么,我毫不犹豫地选择了中央公园,套用美国人常用来夸赞某个地方的话,那就是 It's a gem of the city! 一个如此喧闹、繁华的城市竟然有这样沉静、平和的去处,实在难得!总希望北京的奥林匹克森林公园有朝一日也可以规划得如同中央公园一般,成为喧哗都市的绿色港湾。中央公园有一个延续了50年、我一直钦羡的传统——每年夏日的公园莎士比亚戏剧(Shakespeare in the Park)。这个活动每周上演三到四场莎翁的戏剧,为期大约三个月,观众只需提前领取免费票便可欣赏戏剧。虽然是免费的戏剧,每年的演出都会邀请到美国著名的演员参演,比如安·海瑟薇(Ann Hathaway)和艾尔·帕西诺(Al Pacino),他们分别在2009年和2010年参加过演出,而且演员们都非常敬业,演出质量堪比百老汇的演出。

如果说美国是孩子的天堂,这句话不足为过。在纽约这个时尚的大都市,街道上每隔几个街区就会有专门的儿童乐园,而且每个游乐场的摆设都不相同,但每个游乐场都会有适合不同年龄段儿童的秋千、滑梯。大一些的游乐场还会有攀爬网、沙坑、小喷泉等各种孩子们喜欢的设施。在北京,这些看上去并不昂贵的游乐设施通常只在幼儿园里有摆设,或者在公园、购物中心里被建成收费项目,需要购票才能玩上一玩儿。如果自由、快乐的童年也是一个起跑线,那我们的孩子是不是已然输了呢?

* * *

每次在哥大主图书馆前的台阶上拾级而坐时,看着三五成群的学生在草坪上或坐或卧,我都会羡慕他们——羡慕他们有自由的空间、开放的环境、丰富的资源以及优质的师资,在访学接近尾声之时,我发现一年的时间远不够体验哥大的各种精彩,如若有幸还能到访,我一定秉承包容之心、开放的态度,去探索了解我所未知的哥伦比亚大学。

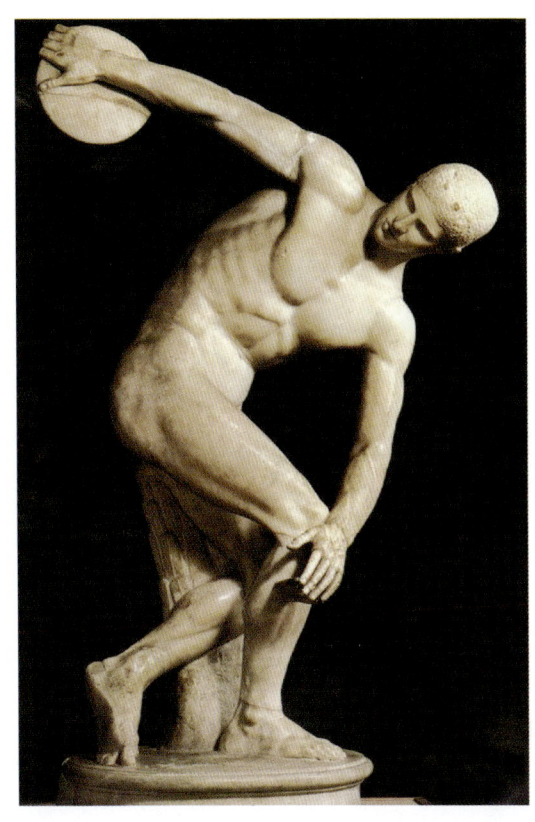

彩图1 掷铁饼者。米隆作于约公元前450年，罗马国家博物馆马西莫宫

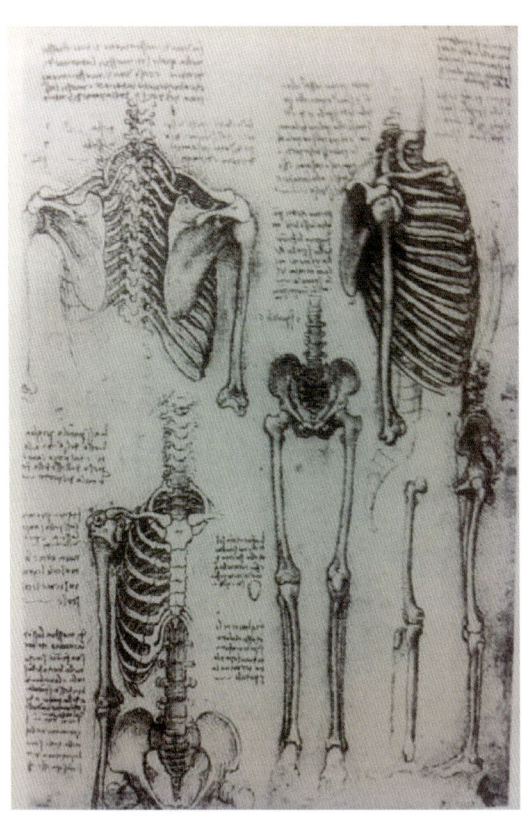

彩图2 骨骼习作。达·芬奇，英国温莎堡皇家图书馆收藏

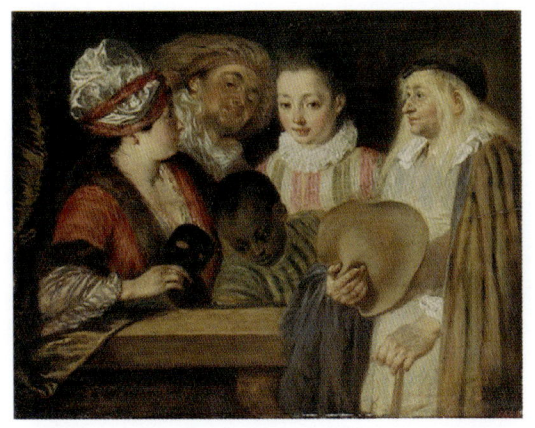

彩图3 法国喜剧演员（华托，1711—1712，Hermitage博物馆收藏）

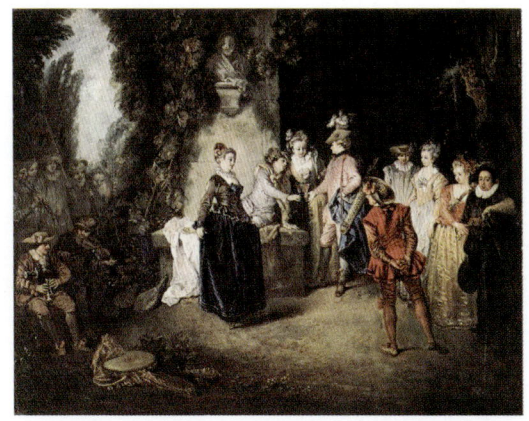

彩图4 法国喜剧（华托，1714，Staatliche博物馆收藏）

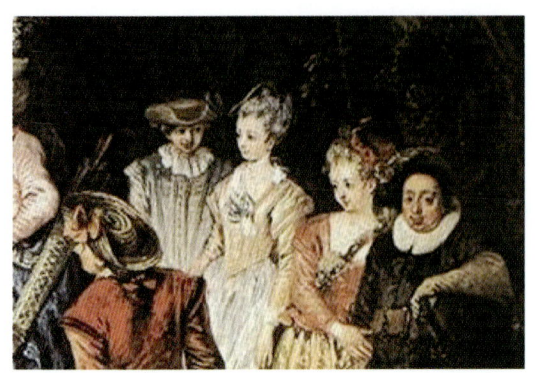

彩图 5 "法国喜剧"局部(右侧)

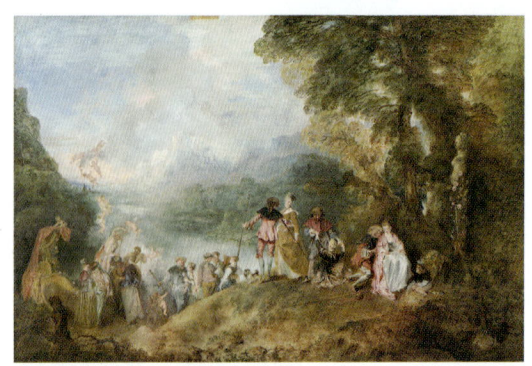

彩图 7 发舟西苔岛(华托,1717,卢浮宫收藏)

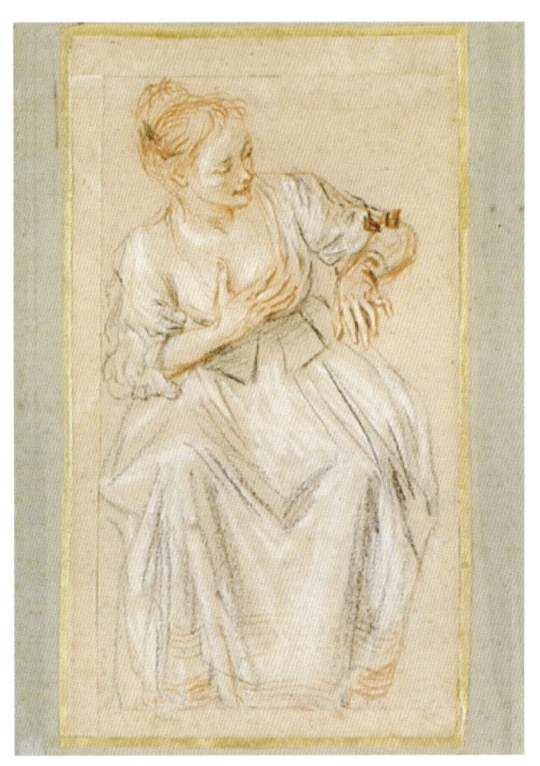

彩图 6 坐立的妇女(华托,1716—1717,纽约大都会博物馆收藏)

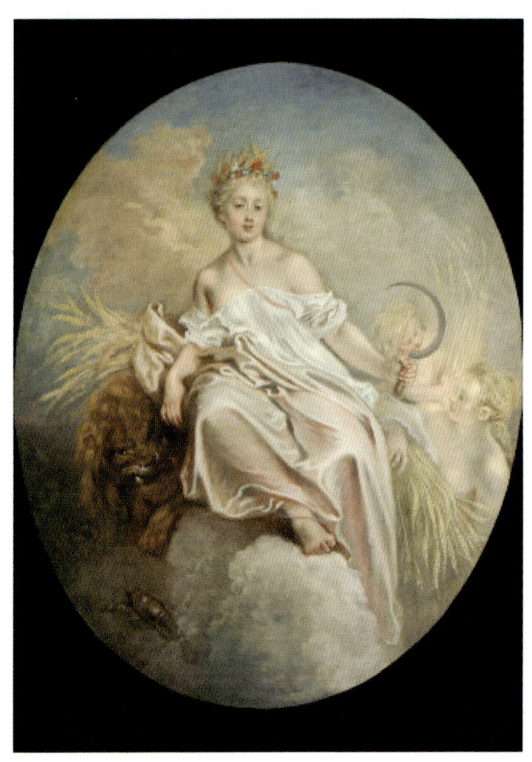

彩图 8 克瑞斯(华托,1717—1718,Samuel H. Kress 收藏)

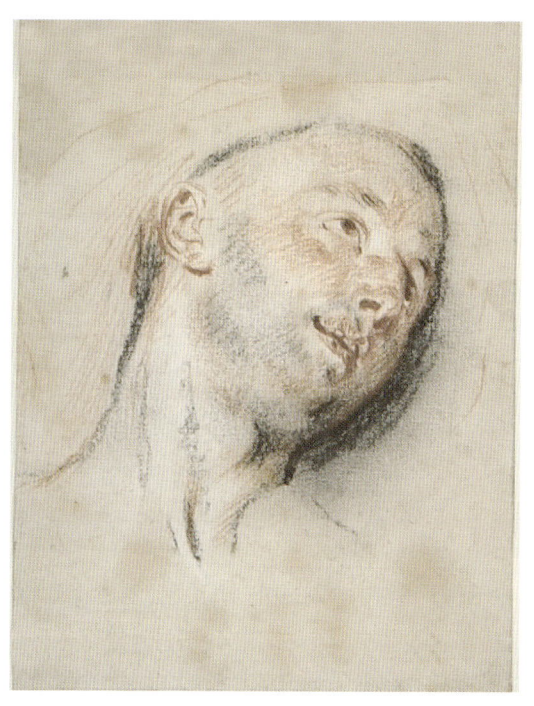

彩图 9 男子头像,(华托,1718,纽约大都会博物馆收藏)

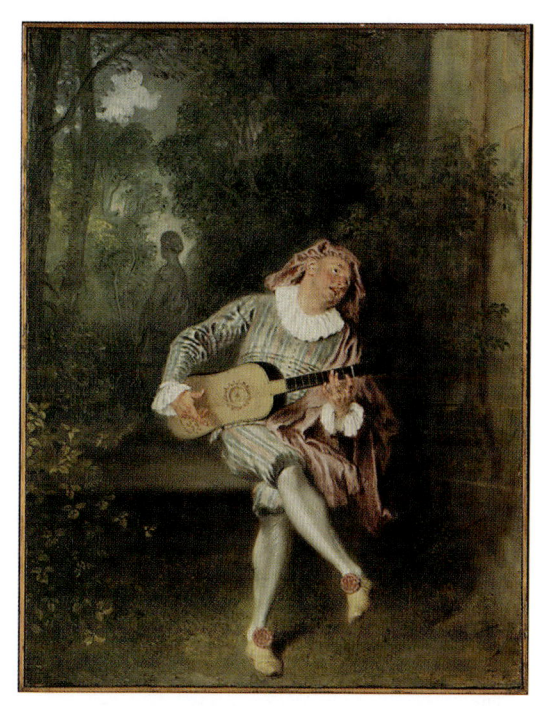

彩图 10 梅塞丁像(华托,1718——1720,纽约大都会博物馆收藏)

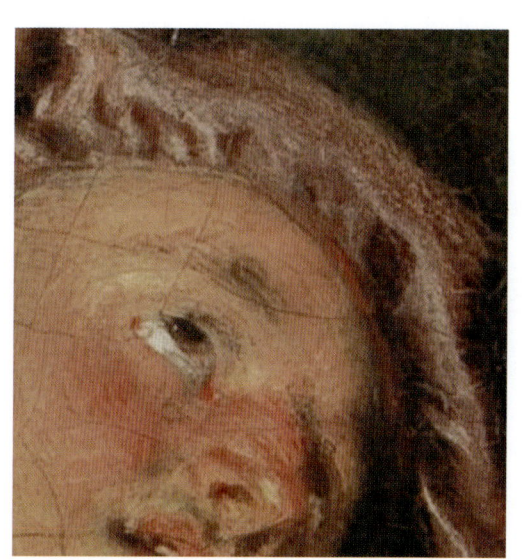

彩图 11 梅塞丁像局部

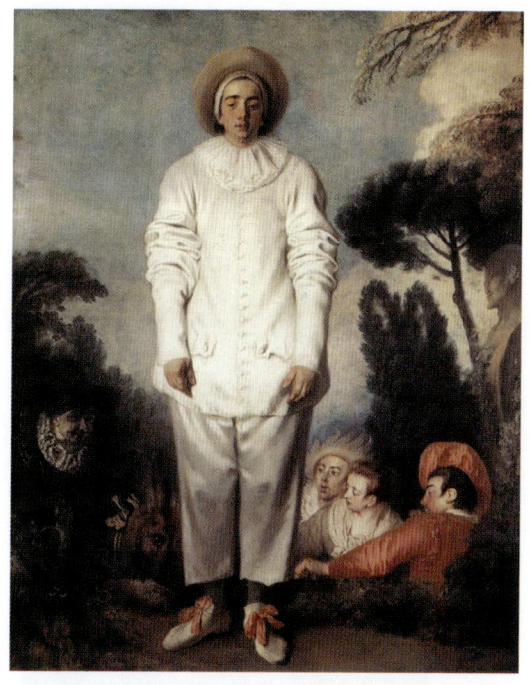

彩图 12 吉尔(华托,1718—1720,卢浮宫收藏)

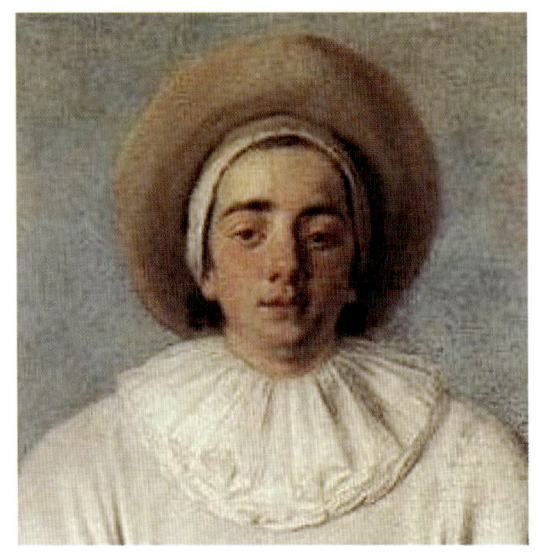

彩图 13 "吉尔"面部

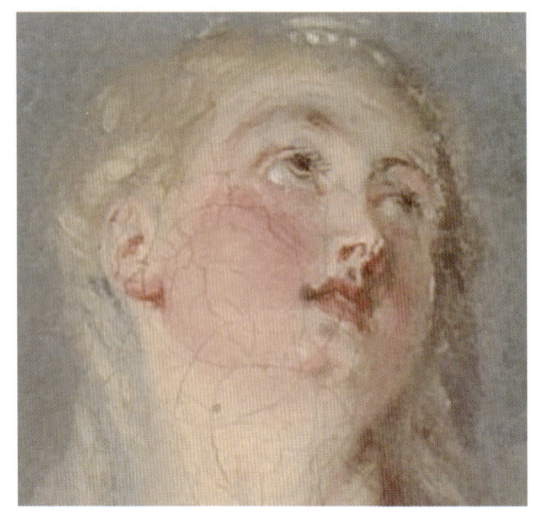

彩图 15 《法国喜剧》中左边女人人脸的放大

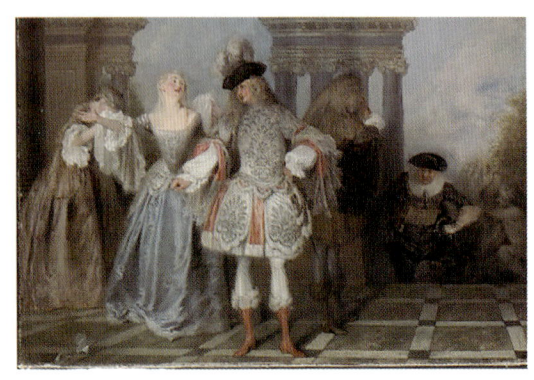

彩图 14 法国喜剧家（华托，1720—1721，Jules Bache 收藏）

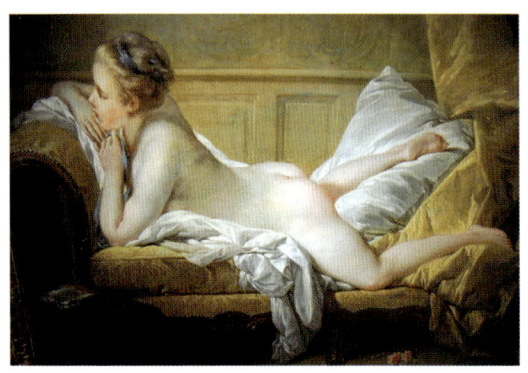

彩图 16 躺在沙发上的奥达丽斯克（布歇，Wallraf‑Richartz 博物馆收藏）

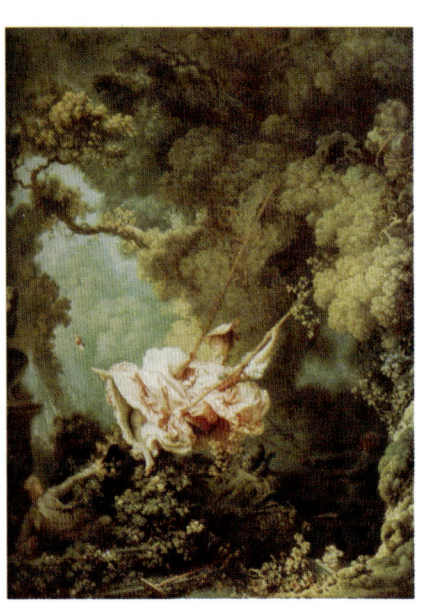

彩图 17 秋千（弗拉戈纳尔，1766，私人收藏）